难经讲义

（第二版）

主编　张小虎　黎敬波　王　黎

中国健康传媒集团
中国医药科技出版社

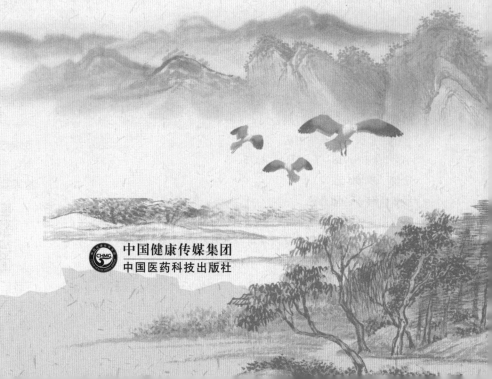

内 容 提 要

本教材共7章。绪言介绍《难经》的主要学术特点等；第一章脉法，阐述脉学源流、独取寸口原理、阴阳脉法等；第二章经络，重点阐述奇经八脉理论的学术与临床价值；第三章脏腑，阐述命门元气三焦理论及其学术与临床价值等；第四章疾病，重点讨论《难经》病机理论特点，伤寒等五种病证理论及其临床应用；第五章腧穴，重点介绍五输穴的五行分类、原穴概念与临床应用；第六章治法，重点介绍《难经》针法原则、刺法要领及补泻法。每一难下列提要、原文、注释、经文分析、意义与发挥，对经文的分析与发挥贴近临床，使学生对《难经》有更全面、深入的理解和掌握。

本书可作为中医本科学生必修、选修、自学，研究生学习，或临床医师培训研修、中医临床优秀人才培养，或中医爱好者自学的教材或参考书。

图书在版编目（CIP）数据

难经讲义/张小虎，黎敬波，王黎主编. —2 版. —北京：中国医药科技出版社，2024.6
ISBN 978 – 7 – 5214 – 4675 – 3

Ⅰ. ①难… Ⅱ. ①张… ②黎… ③王… Ⅲ. ①《难经》– 教材 Ⅳ. ①R221.9

中国国家版本馆 CIP 数据核字（2024）第 105697 号

美术编辑 陈君杞
版式设计 友全图文

出版 **中国健康传媒集团** | 中国医药科技出版社
地址 北京市海淀区文慧园北路甲 22 号
邮编 100082
电话 发行：010 – 62227427 邮购：010 – 62236938
网址 www. cmstp. com
规格 787mm×1092mm $^1/_{16}$
印张 13 $^1/_2$
字数 270 千字
初版 2014 年 8 月第 1 版
版次 2024 年 6 月第 2 版
印次 2024 年 6 月第 1 次印刷
印刷 北京侨友印刷有限公司
经销 全国各地新华书店
书号 ISBN 978 – 7 – 5214 – 4675 – 3
定价 **39.00 元**

获取新书信息、投稿、为图书纠错，请扫码联系我们。

编委会

主编 张小虎　黎敬波　王　黎

编委 张小虎　黎敬波　王　斌

　　　　王　黎　林　涵　唐飞舟

　　　　梁礼铿　郭雨驰　冯茗渲

再版说明

　　"难经"课程自 1996 年在广州中医药大学开课至今，已近 30 年，历经三代教师的不懈努力，不但受到境外学生的欢迎和好评，也成为境内长学制实验班、公共选修班的热门课程。本次修订参考 1979 年人民卫生出版社出版的《难经校释》，本版教材在重点、难点的解析方面力图更准确、合理，更贴近临床应用。当然，教材只是教学的一个文字载体，如何讲好这门课，还需要老师在不断领悟的基础上精心打磨，创新教学模式，引领学生读经典、悟医理、切实用，培养学生学习经典的兴趣和信心。

　　经典课程是中医药学生学习中医理论基础的必修课，《难经》作为四大经典之一，是对《内经》的进一步阐释与发挥，因此说《难经》是对《内经》理论的重要补充。《难经》首论脉法（本书第一章），确定了独取寸口诊脉法，明确寸口三部九候，这是对《内经》的补充和完善，这套方法一直沿用至今。第二章经脉重点论述了奇经八脉的功能、循行和病证。第三章脏腑则提出三焦和命门，也是补《内经》之不足。第四章疾病论述了正经自病、五邪所伤，以及病邪传变、五脏积、伤寒等常见疾病的防治。第五章腧穴重点论述了五输穴、原穴和俞募穴等。第六章治则治法重点论述针刺补泻，以及泻南补北等刺法。每一难下列提要、原文、经文分析、意义与发挥等板块，对经文的分析与发挥贴近临床，使学生对《难经》有更全面、深入的理解和掌握。

　　在《难经》教学中，首先应该处理好《难经》与《内经》的关系，做到相互链接沟通，讲清楚中医理论发源的脉络。其次，要处理好《难经》与《中医基础理论》《中医诊断学》等相关课程的关系，澄清中医理论思维的特点和诊断方法、标准确立的基础。此外，还要处理好实践应用的问题，将《难经》理论与现代临床应用联系起来，阐明经典是现代临床的不竭动力。通过对《难经》的学习，以提高学生的中医理论水平，为经典的临床运用储备知识基础。

　　本书可供中医本科学生、研究生，以及自学中医者，或临床优秀人才培养、中医临床规范化培养学习参考。受编者水平所限，书中难免存在疏漏之处，敬请读者指正。

编　者
2024 年 5 月

目录

绪　言

一、书名释义

《难经》的"难"字，因读音不同而有两种不同释义。

（1）"难"读 nàn，即问难之意，"难经"即是对古医经（《黄帝内经》简称《内经》）的问难。徐大椿《难经经释》谓："以《灵》《素》之微言奥旨，引端未发者，设为问答之语，俾畅厥义也。"即以此为释。

（2）"难"读为 nán，即"难易"之难，"难经"即为理论高深难懂的经典，《难经集注》杨玄操序谓："名为《八十一难》，以其理趣深远，非卒易了故也。"即持此义。

上述两种释义虽从不同角度解释"难经"含义，但均与《难经》一书的内容相符，故可并存不悖。从《难经》书名可以看出，该书是对《内经》问难，是对《内经》难点内容的阐释，是《内经》理论的研究成果和进一步发挥。

二、作者及成书年代

旧说谓本书为扁鹊（秦越人）作于春秋时期，但《史记·扁鹊仓公列传》《汉书·艺文志》均未提及此书，即无此说法，可见东汉以前，该书尚未流传，或未成书，或并非大家公认的重要医学著作。至唐代杨玄操《难经注》及《旧唐书·经籍志》始谓《难经》为扁鹊所作。

从《难经》全书内容看，明显是对《内经》理论的阐发，文字和理论思想上都有十分密切的传承关系，而在《伤寒论》序言中已经明确提及《八十一难经》，由此可推知《难经》成书年代应在《内经》（西汉）至《伤寒论》（东汉末）之间。谓秦越人所作，显系伪托，真正作者已经佚名。更进一步考察，该书对《白虎通义》（东汉章帝建初四年，即公元 79 年成书）中的五行术数已经多有引用，故其更确切的成书年代应在《白虎通义》（公元 79 年）至《伤寒论》（公元 210 年）之间。

三国时期吴国太医令吕广已为本书作注，而《伤寒论》不仅在序言中提及本书书名，而且对其内容亦多有引用，由此可知本书在东汉末年已经颇为流行。

三、主要内容

《难经》系对古医经（主要是《内经》）中一些比较疑难而又带有代表性问题的阐发，在阐发时并对中医学术理论做了进一步的发展。全书分八十一难，以设问设答的方式，每难着重讨论一个问题，从各难讨论的问题看，全书的内容如下。

1～21 难：论诊法。着重脉诊的论述，提出寸口三部九候诊脉法。

22～30 难：论经络。提出奇经八脉的概念并论述各奇经的生理病理。

31～47 难：论脏腑。创立命门、三焦学说。

48～61 难：论病证。着重论述脏腑辨证方法。

62～68 难：论腧穴。着重论述"五输穴"、五脏"（背）俞、募穴"等特定穴。

69～81 难：论治则治法。着重论述针刺治法。

各难所论论题，多数引自《内经》，但其论述内容又每在《内经》的基础上有所发挥，甚至另立新论。另外，其中一些论题的来源亦不全限于《内经》，如四十难、六十一难、七十五难等虽谓"经言……"，但所言内容不见于今本《内经》，而六十三难、六十四难亦有谓"《十变》言……"者，这说明其中某些理论尚另有出处。但亦有另一种可能，就是这些理论本来亦是引自古本《内经》，而《内经》在历代流传的过程中这些内容已经佚散，故不能在今本《素问》《灵枢》中找到其原文。

四、主要学术特点

《难经》系对《内经》理论的继承、阐释和发展，在《内经》奠定的中医理论体系和学术特点的基础上，进一步发展了中医的诊法学说、经络藏象学说、腧穴学说和治则治法学说。因此，在学术思想上与《内经》一样，其基本的学术特点亦是整体衡动观及其指导下形成的辨证论治思想。

整体恒动观作为中医认识论的基本特色，贯串于《难经》全书之中，尤其体现在它对脉学的认识和发挥上，《难经》脉学是在阴阳脉法基础上逐步构建的寸口三部九候诊脉法。在脏腑认识方面，《难经》从脏腑形质、功能、关系等方面，系统综合地进行了梳理，特别提出命门和三焦，是在《内经》基础上中医理论的创新，更进一步发挥和丰富了中医藏象学说的整体恒动观念；其所提出的奇经八脉理论，亦在《内经》十二经脉理论的基础上，更深刻地阐明了经络系统的整体性和联系性。

辨证论治是中医在整体恒动观基础上形成的处理疾病的基本方法，《难经》所阐发的寸口三部九候诊脉法、色脉合参诊病法以及脏腑辨证方法，都大大发展了

《内经》从整体、动态角度辨识疾病的方法。而其所提出的"子母补泻""泻南补北""治未病"等治疗法则，亦成为中医论治疾病的基本原则和重要方法，丰富了中医辨证论治的基本内容。总之，《难经》在学术上继承了《内经》的整体恒动观和辨证论治精神并进一步发挥，使之成为中医的基本学术特色。

该书不足之处在于受汉代五行术数的影响，某些内容希望借鉴五行思想解决中医思维问题，但作者也深知与临床治疗思维有距离，所以，其在说理过程中，一方面强调数的逻辑关系，但在很多地方《难经》仍然保留了临床直观观察的结果。此外，《难经》还应用了当时的很多理论、方法来阐释中医理论，如十九难的"男子生于寅，女子生于申"、三十三难分析"肝沉肺浮"的原因、四十四难分析"鼻嗅耳闻"的机制等，均涉及到数、易和其他学科的知识，目的是说明中医理论的深刻道理。由于当时科学技术水平的局限，对于那些难解的问题，《难经》也很纠结，所以出现了一方面阐释三焦是什么，另一方面又说"三焦者，……有名而无形"，看似自相矛盾的论述，但瑕不掩瑜，该书仍为中医的重要典籍，对中医学术理论的确立有重要意义，对后世中医学术亦有深远影响，故《难经》与《内经》《神农本草经》和《伤寒杂病论》同被奉为中医四大经典著作。

五、主要注释医家及著作

《难经》成书年代久远，义理深奥，研读比较困难，历代不少医家为之校订注疏，使其文意得以畅晓，义理得以彰显，为后人学习提供方便。著述《难经》的学者及著作甚多，其现存且有较大参考价值者如下。

（1）《难经集注》：明·王惟一撰。本书集吕广（三国·吴）、杨玄操（唐）、丁德用（宋）、虞庶（宋）诸家注释内容，是《难经》的最早集注本。

（2）《难经本义》：元·滑寿著。本书对《难经》做了比较全面、详明的注释，滑氏对经络、腧穴素有深入研究，故关于这方面的注释内容尤为精当、详细。

（3）《难经经释》：清·徐大椿著。徐氏注文对经义颇有深刻发挥，并每指出经文与《内经》的联系。另外，徐氏在学术上具有师古而不盲从的特点，对经文中认为错误之处，每引资料加以分析论证，提出自己的见解。

（4）《难经正义》：清·叶霖著。该书对《难经》注释颇为详细，作者为中西汇通派医家，注中每用西医解剖生理学说解释经文，虽不尽切当，亦有一定参考价值。

（5）《难经汇注笺正》：民国·张山雷著。该书汇集历代注释《难经》的较为精当内容，并参以作者自己见解加以发挥。作者与徐大椿一样，具有师古而不泥古的精神，对经文中的错误，往往能够做出较为精当的评释。

（6）《难经校注》《难经语译》：凌耀星主编。该二书为原卫生部《中医古籍整理出版规划》的内容之一，前书对《难经》做了比较深入的校勘、标点、注释等整理研究工作，后书则对《难经》作注解和白话语译，内容比较精当全面。

（7）《难经古义》（日本·滕万卿）、《难经疏证》（日本·丹波元胤）：该二书为日本学者研究和整理《难经》的比较有代表性的著作。前书对《难经》理论有颇深刻且独到的阐发，后书则在文献考证方面尤显功夫。

上述各书从不同角度对《难经》理论做出阐释和发挥，可供学习时参考。本书即是在研读这些著作的基础上，取其善者从，取公认者从，删繁就简，以适应教学之需要。

复习思考题

1. 《难经》包括哪几部分内容？各部分重点论述了哪些问题？
2. 《难经》与《内经》在学术上是什么关系？有哪些理论创新？

第一章 脉法

　　《难经》脉法是在《内经》理论的基础上,将《内经》的论述进一步系统梳理和规范,并提出寸口的定位、寸口三部九候、脉须有根、色脉合参、脉证合参等认识,是对《内经》脉学理论的补充和发展。《难经》脉学理论开启了后世脉诊的研究,很多《难经》奠定的脉学理论,始终为后世传承,至今仍指导着中医临床。

　　《难经》脉学理论的重要意义,既体现在《伤寒杂病论》《脉经》等重要著作的理论体系和方法中,更为历代医家效法。《难经》首论脉法,说明它重视脉学,在脉法的基础上,再进一步阐述经脉、脏腑、疾病、腧穴、治法,这也是《难经》贴近临床、注重实用的体现。

一 难

【提要】

本难论述切脉独取寸口的诊法原理。

【原文】

一难曰：十二经皆有动脉[1]，独取寸口[2]，以决五脏六腑死生吉凶之法，何谓也？

然：寸口者，脉之大会，手太阴之动脉也。人一呼脉行三寸，一吸脉行三寸[3]，呼吸定息[4]，脉行六寸。人一日一夜，凡一万三千五百息，脉行五十度[5]，周于身。漏水下百刻[6]，营卫行阳二十五度，行阴亦二十五度，为一周也，故五十度复会于手太阴。寸口者，五脏六腑之所终始[7]，故法取于寸口也。

【注释】

[1] 十二经皆有动脉：十二经脉都有搏动明显的部位可供诊脉。如手太阴经之寸口部、手少阴经之神门穴处、手阳明经之合谷穴处，等等。

[2] 独取寸口：寸口指寸口部，又称"气口""脉口"，为手太阴经之动脉。"独取寸口"诊脉法源于《内经》。

[3] 一呼脉行三寸，一吸脉行三寸：这是气血营卫在十二经脉里运行的速度。

[4] 呼吸定息：一呼一吸为一息，故称"呼吸定息"。

[5] 脉行五十度：即营卫在十二经脉里昼夜运行 50 周。

[6] 漏水下百刻：漏水计刻是古代计时工具的计时方法，水漏下 100 个刻度就是一昼夜，即现在我们所用的 24 小时。

[7] 终始：即起止，这里指营卫运行的源头和所回流的部位，强调了肺通过朝会百脉而调节营卫运行的功能。

【经文分析】

十二经皆有动脉，而独取寸口诊脉是一种执简驭繁的诊脉方法，是诊脉法的一种规范和进步。

1. 十二经皆有动脉

《内经》记载了人的手足十二经每经都有跳动的脉搏，而且每一条经的跳动还不止集中在一个部位，所以，都可以借以诊脉，这是《内经》遍诊法的基础。

十二经的动脉，如手太阴脉动中府、云门、天府、侠白，手阳明脉动合谷、阳谿，手少阴脉动极泉、神门，手太阳脉动天窗，手厥阴脉动劳宫，手少阳脉动禾髎，足太阴脉动箕门、冲门，足阳明脉动大迎、人迎、气街、冲阳，足少阴脉动太溪、阴谷，足太阳脉动委中，足厥阴脉动太冲、五里、阴廉，足少阳脉动听会、颔厌。寸口三部，鱼际为寸，太渊为关，经渠为尺，是手太阴肺经之动脉也。四十五难，脉会太渊，亦是此义。（《难经本义》《难经悬解》）

2. 独取寸口诊脉法的原理

（1）寸口为手太阴肺经的动脉，手太阴肺朝百脉，故寸口为"脉之大要会"。

（2）肺主行营卫，营卫昼行于阳二十五度，夜行于阴二十五度，夜半而大会于手太阴经（《灵枢·营卫生会》），营卫昼夜不息，周流灌溉五脏六腑，故寸口为"五脏六腑之所终始"，能反映脏腑气血的生理、病理情况。

由于寸口能反映全身经脉、五脏六腑、气血的生理、病理状况，故诊脉可以"独取寸口"以决死生吉凶，而不必遍诊十二经之动脉。

3. 营卫气血的运行及寸口为五脏六腑之终始

《内经》已明确提出营卫气血在经脉里运行的速度和途径，如《灵枢·五十营》："漏水下百刻，以分昼夜。人一呼脉再动，气行三寸，一吸脉亦再动，气行三寸，呼吸定息，气行六寸。十息，气行六尺。二百七十息，气行十六丈二尺，气行一周于身，下水二刻。二千七百息，气行十周于身，下水二十刻，一万三千五百息，气行五十营于身，水下百刻，凡行八百一十丈。"《灵枢·营卫生会》："人受气于谷，谷入于胃，以传与肺，五脏六腑皆以受气，其清者为营，浊者为卫，营在脉中，卫在脉外，营周不休，五十而复大会。"卫与营，俱行于阳二十五度，行于阴亦二十五度，一周也，故五十度而复大会于手太阴矣。营卫一日行于经脉五十周，平旦始于手太阴之寸口，次日平旦，又会于手太阴之寸口，所以说寸口是五脏六腑之所终始，故诊脉法取于寸口也。

【意义与发挥】

1. 本难意义

说明诊脉"独取寸口"的原理，确立了中医"独取寸口"诊脉法，而为后世沿用至今。

2. 本难与《内经》的关系

《素问·五脏别论》提出"气口何以独为五脏主"，《素问·经脉别论》提出"气口成寸，以决死生"，本难就是在此二篇的基础上，进一步说明独取寸口诊脉的意义。此外，本篇可以与《灵枢·营卫生会》等篇的内容互参。

3. 关于脉行速度的计算

"人一日一夜，凡一万三千五百息"，其说引自《灵枢·五十营》，但按此计算，则呼吸频率为 $13500 \div (60 \times 24) = 9.375$ 息/分钟，这样的呼吸频率显然与正常人的生理情况不吻合（正常人的呼吸频率为 $18 \sim 20$ 次/分钟）。对此，有人认为是古人在气功状态下的呼吸频率，有人认为是医生诊脉时呼吸深缓（深呼吸状态），似均属牵强难通。该句可能是"昼夜各一万三千五百息"之误（即《灵枢·五十营》篇作者的计算错误）。

💡 **复习思考题**

1. 为什么诊脉可以"独取寸口"？这一理论有何意义？
2. 本难提出独取寸口诊脉法的原理和《内经》有何异同？

二 难

【提要】

本难说明寸口脉的寸、关、尺分部及其阴阳属性。

【原文】

二难曰：脉有尺寸[1]，何谓也？

然：尺寸者，脉之大要会也。从关至尺是尺内[2]，阴之所治[3]也，从关至鱼际是寸内[4]，阳之所治也。故分寸为尺，分尺为寸[5]。故阴得尺内一寸，阳得寸内九分[6]，尺寸终始一寸九分，故曰尺寸也。

【注释】

[1] 尺寸：寸口部切脉的部位。又分为寸、关、尺三部，以掌后高骨，即桡骨茎突旁动脉，即桡动脉之处为关部，关之前（近手掌端）为寸部，关之后（近心端）为尺部。"尺寸"即统指寸、关、尺三部而言。

[2] 从关至尺是尺内：关：指掌后高骨处的关部。尺：此处指位于肘横纹的尺泽穴。尺内：指前臂屈侧自肘横纹（尺泽）至关部的部分。

[3] 阴之所治：此处"阴"相对下文的"阳"而言，指尺内相对寸内属阴，为阴气所主，主候里，候脏，候下焦。

[4] 从关至鱼际是寸内：鱼际："鱼"为手大指本节后手掌隆起之肌肉，因其形状似鱼，故名，即拇对掌肌、拇短展肌与拇短屈肌所形成隆起的肌肉群。"鱼际"指"鱼"在腕横纹处的边缘，即赤白肉相连处。寸内：指前臂屈侧自关部至鱼际处的部位。

[5] 故分寸为尺，分尺为寸：从腕横纹至肘横纹处，此部分长度（c）（一尺一寸）减去"寸内"部的长度（a）（一寸）即为"尺内"部的长度（b）（一尺），从另一方面看，（c）减去"尺内"部的长度（b）即为"寸内"部的长度（a）（即：c = a + b，c − a = b，c − b = a）。

[6] 阴得尺内一寸，阳得寸内九分：此处"阴"与"阳"相对，指脉诊时的

阴阳分部。"阴"指切脉时的尺部脉，这部脉只占"尺内"靠近关部一寸长的位置；"阳"指切脉时的寸部脉，这部脉只占"寸内"靠近关部九分长的位置。

【经文分析】

1. 尺寸是脉之大要会

这里所说尺寸包括寸、关、尺部，是承一难内容而再次强调，即寸口为诊脉部位，在此基础上，本难提出寸口部的定位，并指出寸口在诊脉过程中须更具体地分为寸、关、尺三部。

2. 尺寸分位法

"分寸为尺，分尺为寸，阴得尺内一寸，阳得寸内九分。"见图1。

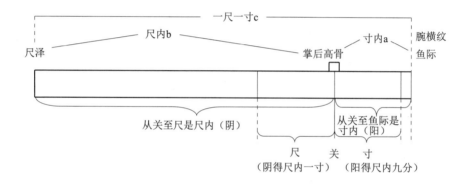

图1 寸口分部图

3. 寸、关、尺的阴阳属性

（1）"从关至尺是尺内，阴之所治也"：关部以后至尺泽穴处为尺内（一尺长），为阴气所主属、治理，诊脉时主候阴分（内、里、脏、下焦、肾肝）。

（2）"从关至鱼际是寸内，阳之所治也"：关部以前至鱼际部为寸内（长一寸），为阳气所主属、治理，诊脉时主候阳分（外、表、腑、上焦、心肺）。

【意义与发挥】

1. 本难意义

在诊脉"独取寸口"的基础上，明确了切脉部位寸口的解剖定位，并将寸口分为寸、关、尺三部，说明其阴阳主属，奠定了后世"寸口三部九候"诊脉法的基础。

2. 尺寸有长短，诊脉分阴阳

现在诊寸口脉通常用食指、中指和无名指指尖，分别候寸、关、尺三部，而寸关尺位置的确定与度量就是本难确定的。寸口三部的长度为一寸九分，过本部（等于或大于一寸九分）为长，不及本部（小于一寸九分）为短。

💡 **复习思考题**

1. 如何将寸口部位分为三部以便于切脉诊病？
2. 寸、尺部的阴阳主属关系如何？

三　难

【提要】

本难讨论寸部脉、尺部脉的太过、不及，以及"覆""溢""关""格"的脉象。

【原文】

三难曰：脉有太过[1]，有不及[1]，有阴阳相乘[2]，有覆有溢[3]，有关有格[4]，何谓也？

然：关之前者，阳之动也，脉当见九分而浮。过者，法曰太过；减者，法曰不及。遂上鱼为溢，为外关内格，此阴乘之脉也。关以后者，阴之动也，脉当见一寸而沉。过者，法曰太过；减者，法曰不及。遂入尺为覆，为内关外格，此阳乘之脉也。故曰覆溢，是其真脏之脉[5]，人不病而死也。

【注释】

[1] 太过、不及：脉的搏动范围超过本位为太过，反之为不及。

[2] 阴阳相乘："阴阳"指脉的部位，即寸部为阳，尺部为阴。相乘：有"相加"之意，阴部之脉加入于阳部，则阳脉独盛，称"阴乘之脉"；阳部之脉加入于阴部，则阴脉独盛，称"阳乘之脉"。

[3] 有覆有溢：两种太过的脉象。寸脉太过，超过本部而上于鱼际为"溢"，如水之满溢；尺脉太过，超过本部而入于尺肤内侧为"覆"，如墙之倾覆。

[4] 有关有格："关"：关闭；"格"：格拒。指阴阳偏盛而致隔阻不通，阴盛于里，而格阻阳气于外，为"外关内格"，表现为"溢"脉；阳盛于外，而格阻阴气于内，为"内关外格"，表现为"覆"脉。

[5] 真脏之脉：为无胃气之脉象。

【经文分析】

1. 寸脉的太过、不及

寸部在关之前，主候阳分（阳之动）。

正常：脉见九分而浮。太过：超过寸部。不及：不满于寸部。

溢脉：脉位至手鱼部。（阴乘之脉：阴部之脉加于阳部，致阳部之脉过盛而超出本位。外关内格：阴盛于内，格阳于外。）

2. 尺脉的太过、不及

尺脉在关之后，主候阴分（阴之动）。

正常：脉见一寸而沉。太过：超过尺部。不足：不满于尺部。

覆脉：脉位至尺内部。（阳乘之脉：阳部之脉加于阴部，致阴部之脉过盛而超出本位。内关外格：阳盛于外，格阴于内。）

3. 覆脉和溢脉都是真脏脉

本难认为覆脉和溢脉都是真脏脉（无胃气之脉），提示阴阳格拒的病机，主病危重，故谓"人不病而死"。

【意义与发挥】

本难与《内经》的联系

（1）溢脉、覆脉：《灵枢·终始》："人迎四盛，且大且数，名曰溢阳，溢阳为外格，外格不通，死不治。寸口四盛，且大且数，名曰溢阴，溢阴为内关，内关不通，死不治。"说明《难经》和《内经》的论述不完全相同，《难经》所论"溢"和"覆"是指寸脉和尺脉的太过，《内经》则不然，但都是关格，死不治的机制是一样的。

（2）本难将溢脉和覆脉归同于真脏脉，说明其主病危重。关于真脏脉，《素问·玉机真脏论》有论述，《难经》十五难也有讨论，可以参看。

复习思考题

简要说明覆脉和溢脉的脉象及其形成的机制。

四　难

【提要】

本难论述脉象之阴阳及五脏脉脉象。

【原文】

四难曰：脉有阴阳之法，何谓也？

然：呼出心与肺，吸入肾与肝。呼吸之间，脾受谷气也，其脉在中[1]。浮者阳也，沉者阴也，故曰阴阳也。

心肺俱浮，何以别之？然：浮而大散者，心也；浮而短涩者，肺也。肝肾俱沉，何以别之？然：牢[2]而长者，肝也，按之濡，举指来实[3]者，肾也。脾主中州[4]，故其脉在中。是阴阳之法也。

脉有一阴一阳，一阴二阳，一阴三阳，有一阳一阴，一阳二阴，一阳三阴，如此之言，寸口有六脉俱动耶？然：此言者，非有六脉俱动也，谓浮沉长短滑涩也。浮者阳也，滑者阳也，长者阳也；沉者阴也，短者阴也，涩者阴也。所谓一阴一阳者，谓脉来沉而滑也。一阴二阳者，谓脉来沉滑而长也。一阴三阳者，谓脉来浮滑而长，时一沉也。所言一阳一阴者，谓脉来浮而涩也。一阳二阴者，谓脉来长而沉涩也。一阳三阴者，谓脉来沉涩而短，时一浮也。各以其经所在，名病逆顺也[5]。

【注释】

[1] 脾受谷气也，其脉在中："气"原作"味"，吕广注："脾者中州，主养四脏，故曰呼吸以受谷气。"作"气"为是。中，指按脉深浅部位而言，即在浮、沉之间，中取。

[2] 牢：指脉象坚实。《濒湖脉学》："弦长实大脉牢坚。"

[3] 按之濡，举指来实："举"与"按"相对而言，为脉诊时指下用力轻重不同，"按"即"沉取"，"举"即"浮取"。"濡"即"软"与"实"相对而言，为主观感觉脉象的力度不同，"濡"为软弱无力，"实"为坚实有力。

[4] 脾主中州："中州"即中央部位。脾属土而主治于中，故称。亦指脾位于中焦部位。

　　[5] 各以其经所在，名病逆顺也："其经所在"指各经脉在寸口三部中的相应部位。"名"意指：诊断、确定。

【经文分析】

1. 呼出心与肺，吸入肾与肝

　　说明呼吸活动与五脏的关系，呼吸虽然是肺的功能，但必须五脏协调配合。从气机来说，呼气由心、肺二脏调节，吸气由肝、肾二脏来调节，因为，心肺在上焦，属阳；肝肾在下焦，属阴。

2. 脉之阴阳

　　浮者阳也，沉者阴也。
　　呼气时脉浮于上，故心肺俱浮（呼出心与肺），为阳。
　　吸气时脉沉于下，故肝肾俱沉（吸入肝与肾），为阴。
　　呼吸之间，脉现于中，故脾脉在中（浮、沉之间）。

3. 五脏脉象

　　浮——心肺 { 浮大而散——心（阳中之阳）
　　　　　　　 浮短而涩——肺（阳中之阴）
　　沉——肝肾 { 牢而长——肝（阴中之阳）
　　　　　　　 按之濡，举指来实——肾（阴中之阴）
　　脉现于中（浮沉之间）——脾（脾者中州）

4. 浮沉、长短、滑涩六种脉象的阴阳属性

　　阳：浮、长、滑　　　　阴：沉、短、涩
　　相兼脉象的阴阳多少：① 沉滑：一阴一阳；② 经沉滑而长：一阴二阳；③ 浮滑而长，时一沉：一阴三阳；④ 浮涩：一阳一阴；⑤ 长而沉涩：一阳二阴；⑥ 沉涩而短，时一浮：一阳三阴。

　　相兼脉象与五脏病的关系："各以其经所在，名病逆顺。"——按各种相兼脉象出现在寸口三部的具体部位，诊断相应脏腑的疾病，判断疾病预后的逆顺吉凶。

【意义与发挥】

　　（1）提出"呼出心与肺，吸入肾与肝"的理论，是后世"肺主呼气，肾主纳气"的理论渊源，对慢性喘咳疾病的临床治疗有重要指导意义。

（2）本难从阴阳角度说明脉象的属性，是阴阳脉法的代表性条文，是掌握脉象主病及脉象与脏腑关系的纲领。在此基础上，进一步提出五脏脉脉象，对从脉象诊断五脏疾病（脏腑辨证）有指导意义。

（3）以浮沉、长短、滑涩六脉为纲，对提纲挈领掌握脉象有启发意义。《灵枢·邪气脏腑病形》篇以"缓急、大小、滑涩"六脉为纲，后世滑伯仁主张以"浮沉、迟数、滑涩"六脉为纲，现代多主张以"浮沉、迟数、滑涩、虚实"八脉为纲。内容与本篇相类，均是对脉象的纲领性归纳。

复习思考题

1. 如何理解"呼出心与肺，吸入肾与肝"？这一理论有何临床意义？
2. 试述五脏脉脉象。
3. 浮沉、长短、滑涩六脉的阴阳属性如何？

五　难

【提要】

本难讨论脉位浅深及切脉指力轻重，不同深度的脉位与五脏气机深浅相对应。

【原文】

五难曰：脉有轻重，何谓也？

然：初持脉如三菽[1]之重，与皮毛相得者，肺部也。如六菽之重，与血脉相得者，心部也。如九菽之重，与肌肉相得者，脾部也。如十二菽之重，与筋平者，肝部也。按之至骨，举指来实[2]者，肾部也。故曰轻重也。

【注释】

[1] 菽：即豆。古代将黍、菽（豆）作为重量的计量单位。十六黍为一菽，六菽为一铢，廿四铢为一两。

[2] 实：原为"疾"，按四难改。

【经文分析】

本难将切脉的力度分为 5 个层次，每个力度增加 1 倍的力量，目的是更准确地体会脉在不同深度的变化情况。在此基础上，本难指出运用指力轻重，亦即以脉位浅深诊察五脏脉象的方法。

指力如三菽之重，与皮毛相得：肺部 ⎫
指力如六菽之重，与血脉相得：心部 ⎪
指力如九菽之重，与肌肉相得：脾部 ⎬ 从轻到重，由浅到深
指力如十二菽之重，与筋平：　肝部 ⎪
按之至骨，举指来实：　　　　肾部 ⎭

【意义与发挥】

本难所言，是一种从指按轻重、脉位浅深以候五脏的诊脉法，与四难的以脉

象候五脏、二难的寸关尺分部有所不同，但也是阴阳脉法的一种具体应用。提示切脉必须耐心仔细，从不同深度的脉象变化中去发现可能的疾病信息，后世所说举、按、寻的诊脉法就是这个意思。

💡 **复习思考题**

如何从指按用力轻重、脉位浅深区分五脏脉象？

六　难

【提要】

本难说明脉象的阴阳虚实。

【原文】

六难曰：脉有阴盛阳虚，阳盛阴虚，何谓也？

然：浮之损小，沉之实大[1]，故曰阴盛阳虚[2]。沉之损小，浮之实大，故曰阳盛阴虚。是阴阳虚实之意也。

【注释】

[1] 浮之损小，沉之实大："浮"与"沉"相对，指切脉时指按之轻重，即"浮取"和"沉取"。"损小"与"实大"相对，指脉象细小无力，或实大有力。

[2] 阴盛阳虚：此"阴"与"阳"指阴分、阳分，即表里、内外。即阴分（里）盛实，阳分（表）虚衰。后"阳盛阴虚"同此。

【经文分析】

由脉象的深浅、大小、有力无力，可以诊断病之阴阳虚实。

（1）阴盛阳虚：浮之损小，沉之实大（脉浮取无力而细小，沉取有力而实大）。

（2）阳盛阴虚：沉之损小，浮之实大（脉沉取无力而细小，浮取有力而实大）。

由此可知：浮取候阳分，表证；沉取候阴分，里证。脉体大，脉势有力者为实证；脉体小，脉势无力者为虚证。

复习思考题

如何从脉的深浅、大小、虚实以诊病之阴阳虚实？

七 难

【提要】

本难指出"旺时"与"旺脉"的对应关系，说明一年不同季节阴阳盛衰对脉象的影响。

【原文】

七难曰：经言少阳之至[1]，乍小乍大，乍短乍长；阳明之至，浮大而短；太阳之至，洪大而长；太阴[2]之至，紧大而长；少阴[2]之至，紧细而微[3]；厥阴之至，沉短而敦[4]。此六者，是平脉邪？将病脉邪？

然：皆王脉[5]也。

其气以何月各王几日？

然：冬至之后，初得甲子[6]少阳王，复得甲子阳明王，复得甲子太阳王，复得甲子太阴王，复得甲子少阴王，复得甲子厥阴王。王各六十日，六六三百六十日，以成一岁。此三阴三阳之王时日大要也。

【注释】

[1] 少阳之至："少阳"与下文中"阳明""太阳""太阴""少阴""厥阴"六者称"三阴三阳"，为一年中按阴阳盛衰消长而分为六个时间节段。少阳主冬至后的 60 天，"少阳之至"指少阳之时而至的脉象，以下"阳明之至"等，与此同。

[2] 太阴、少阴：《脉经》卷五扁鹊阴阳脉法为"少阴之至，紧大而长；太阴之至，紧细而长"。

[3] 微：《脉经》为"紧细而长"。

[4] 敦：大。

[5] 王脉："王"通"旺"。把一年分成六个时段，各为三阴三阳各气旺盛之时，称"王时"。与旺时相对应的脉象称为"王脉"（王，尚有"主宰""主令"之意）。

[6] 甲子：古代以干支纪年月日，"甲"为十天干之首，"子"为十二地支之首，一个甲子代表天干地支按照"甲子、乙丑、丙寅……"的方式进行排列共 60 个组合的一个循环，此处一个甲子为 60 日。

【经文分析】

三阴三阳指一年中六个时间节段，由于各时间节段的阴阳盛衰和气候的不同，因此，脉象亦呈现不同的特点，见表1。

表1 王时与王脉

三阴三阳	王时	王脉
少阳	冬至后第一个甲子	乍小乍大，乍短乍长
阳明	冬至后第二个甲子	浮大而短
太阳	冬至后第三个甲子	洪大而长
太阴	冬至后第四个甲子	紧大而长
少阴	冬至后第五个甲子	紧细而微
厥阴	冬至后第六个甲子	沉短而敦

【意义与发挥】

1. 本难意义

三阴三阳应时旺脉的理论，说明脉象随自然界天地阴阳变化而变化，体现了"人与天地相参应"的整体观念。

2. 本难与《内经》的联系

本难所述六气分旺六甲可参考《素问·六节藏象论》："天以六六之节，地以九九制会，天有十日，日六竟而周甲，甲六复而终岁，三百六十日法也。"《内经》对脉应四时有详细论述，如《素问·脉要精微论》："四变之动，脉与之上下，以春应中规，夏应中矩，秋应中衡，冬应中权。是故冬至四十五日，阳气微上，阴气微下；夏至四十五日，阴气微上，阳气微下。"

3. 如何掌握四时脉象的变化

脉是气血运行的表现，由于气血运行随时会受到外界因素的影响，所以，脉象也会随之而改变。脉随四时变化是脉象最典型、稳定的变化趋势，《内经》对四时脉有详细讲述，《难经·十五难》也有论述，可以互参，只是本难以60日为周期，四季则每季90天。

💡 复习思考题

说明三阴三阳各时段应时旺脉的脉象。

八 难

【提要】

本难通过论"寸口脉平而死"的道理，强调肾间动气的重要生理功能。

【原文】

八难曰：寸口脉平[1]而死者，何谓也？

然：诸十二经脉者，皆系于生气之原[2]。所谓生气之原者，谓十二经之根本也，谓肾间动气[3]也。此五脏六腑之本，十二经脉之根，呼吸之门[4]，三焦之原[5]，一名守邪之神[6]。故气者，人之根本也，根绝则茎叶枯矣。寸口脉平而死者，生气独绝于内也。

【注释】

[1] 寸口脉平：有两种解释：① 寸口特指寸部脉，谓寸脉如平人，无明显病态变化，但尺脉有显著病态变化（如无脉）。② 寸口指寸口脉，包括寸、关、尺三部，其脉浮取（轻按）无明显的异常变化，但重按（沉取）则脉象不显，即轻取有脉，重按无脉。

[2] 生气之原："原"为本原、根源。"生气"即维系生命活动之气。生气由"肾间动气"所化生，故"生气之原"即指肾间动气。

[3] 肾间动气：两肾之间所藏的元气（又称"原气"）。

[4] 呼吸之门："门"指门户，司开合出入。呼吸之门即主司呼吸功能之处。"肾间动气"有维系呼吸功能的作用，故称呼吸之门。

[5] 三焦之原：三焦（包括上、中、下焦）是"气之所终始"，乃气运行于全身的道路，系于两肾，以肾间动气为原动力，故肾间动气是三焦之气的本原。三十八难："三焦为原气之别使，主持诸气。"

[6] 守邪之神："守邪"指抗御邪气。神：此处作"功能"解。意指肾间动气有抗御邪气的功能。

【经文分析】

1. 肾间动气的重要生理功能

肾间动气为
生气的本源
- 十二经经气之根本
- 五脏六腑之本（五脏六腑阴精阳气之本）
- 呼吸之门（维系呼吸功能）
- 三焦之原（三焦为元气之别使，主持诸气）
- 守邪之神（抗邪功能）

2. 寸口脉平而死的机制

寸部脉平，尺部无脉——根本绝于内（尺脉主肾与命门），亦即"生气独绝于内"。

浮取脉平，沉取无脉——根本绝于内（沉取候肝肾）。亦是"生气独绝于内"。

生气独绝于内是因肾间动气衰败、枯绝所致。后世谓此为"无根之脉"。

【意义与发挥】

（1）强调肾间动气的重要生理功能，为后世命门学说奠定了理论基础。正常脉象虽然是五脏之气的反映，但胃气和肾气的推动最为重要，胃为水谷之海，是气血之源；肾则是气的原动力（藏元气），所以脉贵有胃气和肾气。

（2）有胃气，是气血生化之源泉不绝；强调脉贵"有根"，则是要有肾气的推动，即元气充足，生命力旺盛。本难为后世"胃、神、根"脉学理论的渊源。

复习思考题

1. 肾间动气有何重要生理功能？
2. 说明"寸口脉平而死"的机制。

九 难

【提要】

本难从阴阳寒热角度说明迟、数脉与脏腑病变的关系。

【原文】

九难曰：何以别知脏腑之病耶？

然：数者腑也，迟者脏也。数则为热，迟则为寒。诸阳为热，诸阴为寒。故以别知脏腑之病也。

【经文分析】

数脉属阳脉，主病为热；迟脉属阴脉，主病为寒。

腑属阳，腑病多实热；脏属阴，脏病多虚寒。

由此推论而得："数者腑也，迟者脏也。"

本难说明：脏病多（虚）寒，腑病多（实）热。盖因数脉主病为热，迟脉主病为寒，"数者腑也，迟者脏也"是脏腑发病的一般规律。

【意义与发挥】

（1）四难提出浮沉长短滑涩六脉，本难又论数脉和迟脉，因此，八种基本脉象《难经》都已经论及，数脉主热，迟脉主寒，其实也是阴阳脉法的内容，因此，可以看作是对四难阴阳脉法的补充。

（2）本难说"数者腑也，迟者脏也"，和《内经》"阳道实，阴道虚"是同样道理，说的是脏腑发病的不同特点。本难结合脏腑发病的不同特点，来说明数脉和迟脉主病是理论联系实际，强调诊脉以指导临床辨证治疗的意义。

复习思考题

为什么说"数者腑也，迟者脏也"？

十　难

【提要】

本难论脏腑之邪相干的脉象特征。

【原文】

十难曰：一脉为十变者，何谓？

然：五邪刚柔相逢[1]之意也。假令心脉急[2]甚者，肝邪干心也；心脉微急者，胆邪干小肠也；心脉大甚者，心邪自干[3]心也；心脉微大者，小肠邪自干小肠也；心脉缓[4]甚者，脾邪干心也；心脉微缓者，胃邪干小肠也；心脉涩甚者，肺邪干心也；心脉微涩者，大肠邪干小肠也；心脉沉甚者，肾邪干心也；心脉微沉者，膀胱邪干小肠也。五脏各有刚柔邪，故令一脉辄变为十[5]也。

【注释】

[1] 五邪刚柔相逢："五邪"指五脏、五腑之邪，"刚柔"意指阴阳，脏属阴为柔，腑属阳为刚。"相逢"即"相干"，指互相干犯、侵扰。

[2] 急：指弦紧的脉象，为肝（胆）的病脉。

[3] 自干：指脏腑本位见本脏腑之脉。

[4] 缓：弛缓，指濡软而缓的脉象，为脾（胃）的病脉。

[5] 一脉辄变为十：指在同一个诊脉部位可以见到十种不同的脉象表现。

【经文分析】

五脏（五腑）各有刚柔（阴阳）邪，互相侵犯则每脏（腑）可出现十种不同病变，而在其相应脉位出现来犯之脏腑的病脉（令一脉辄变为十）。

以心（小肠）为例，若心脉（左寸）：

急甚：肝邪干心　　微急：胆邪干小肠

大甚：心邪自干心　微大：小肠邪自干小肠

缓甚：脾邪干心　　微缓：胃邪干小肠

涩甚：肺邪干心　　　微涩：大肠邪干小肠

沉甚：肾邪干心　　　微沉：膀胱邪干小肠

【意义与发挥】

（1）指出五脏六腑的病变可互相干犯、传变：疾病的发展变化往往比较复杂，不一定是在固定的诊脉部位见到固定或对应的病脉，这时就需要细心分析，从脉位和脉象来说，重点是要分析脏腑病邪的传变情况，通过脉确定是何脏（腑）影响何脏（腑），这样我们治疗疾病的方案才能准确无误。

（2）五脏各有相应的诊脉部位和特征性脉象，故可以从部位和脉象的相兼情况，诊断脏腑病变的相兼或传变情况。

复习思考题

为什么脏腑病变可能出现"令一脉辄变为十"的情况？

十一难

【提要】

本难讨论歇止脉与脏气衰败的关系。

【原文】

十一难曰：经言脉不满五十动而一止[1]，一脏无气者，何脏也？

然：人吸者随阴入，呼者因阳出[2]，今吸不能至肾，至肝而还，故知一脏无气者，肾气先尽也。

【注释】

[1] 脉不满五十动而一止："止"，歇止。脉搏跳动不到五十次而出现一次歇止，即代脉。

[2] 吸者随阴入，呼者因阳出："阴"指肝肾，"阳"指心肺。肝肾在下，为阴，故随阴入；心肺在上，故因阳出。四难曰："呼出心与肺，吸入肾与肝。"

【经文分析】

1. 吸者随阴入，呼者因阳出

从整体角度说明呼吸的机制：肺主气司呼吸，为呼吸活动的场所，但呼吸活动必须由五脏分工协同进行。其中心肺属阳，阳主外、主上，故主呼气；肝肾属阴，阴主下、主内，故起纳气、吸气作用。

2. "脉不满五十动而一止"的诊病意义

为脏气衰败之征，但何脏先衰、几脏之气衰等，可以通过脉歇止的不同情况来判断。本难指出脉不满五十动而一止，是肾气先尽，《内经》指出，脉不满五十动而一止是一脏无气，脉不满四十动而一止是二脏无气，脉不满三十动而一止是三脏无气，脉不满二十动而一止是四脏无气，脉不满十动一止是五脏无气，其衰弱的顺序是肾、肝、脾、心、肺。

【意义与发挥】

1. 本难意义

（1）说明肾气在呼吸活动中的功能，是后世"肾为气之本，肺为气之标""肾不纳气"等之理论渊源。（可与四难互参）

（2）指出代脉（歇止脉）是脏气衰败之征，阐明其诊病意义。

三种脉律失常的脉象：

促脉：脉搏快而有不规则歇止，主阳热盛、主痛。

结脉：脉缓而时一止，主气滞血瘀、痰食癥瘕。

代脉：脉时一止，止有定数，不能自还，良久复动，主脏气衰败。

（3）"五十动"之说，后世成为医生诊脉时必须遵循的基本规则，即切脉必须候 50 动以上，即大约 1 分钟，这是诊脉的基本要求之一。

2. 本难与《内经》的联系

本难指出歇止脉（代脉）是脏气衰败的征象，对临床诊病有客观意义。但属何脏之气衰败，不可拘定，须综合其他诊候分析判断。徐灵胎《难经经释》谓："按《灵枢·根结》篇五十动一代，一脏无气，至不满十动一代，五脏无气云云，并不指明先绝之脏，盖必审其何脏受病，则何脏先绝，此定理也。若此所云，则一肾、二肝、三脾、四心、五肺，不必以受病之脏为断，恐无是理也。"其说可参。

复习思考题

1. 肾气在呼吸过程中有何作用？

2. "脉不满五十动而一止"的诊病意义是什么？

十二难

【提要】

本难说明五脏脉位浮沉及其精气乏绝的脉象特征，并指出治疗上误用补泻的危害性。

【原文】

十二难曰：经言五脏脉已绝于内[1]，用针者反实[2]其外，五脏脉已绝于外，用针者反实其内，内外之绝，何以别之？

然：五脏脉已绝于内者，肾肝气已绝于内也，而医反补其心肺，五脏脉已绝于外者，其心肺气已绝于外也，而医反补其肾肝。阳绝[3]补阴，阴绝[3]补阳，是谓实实虚虚[4]，损不足而益有余，如此死者，医杀之耳。

【注释】

[1] 五脏脉已绝于内："绝"指脉势衰微如绝。"内"相对下文"外"而言，"内"指脉"沉取"，外指"浮取"。按脉时沉取脉微无力如绝为"绝于内"，浮取脉微无力如绝为"绝于外"。

[2] 实：指补法。

[3] 阳绝、阴绝：即上文"绝于外""绝于内"，外为阳，内为阴。

[4] 实实虚虚：使实者更实，虚者更虚。

【经文分析】

五脏脉已绝于内：按脉沉取时脉微如绝。沉取候肝肾，说明肾肝精气已虚衰败绝于内，此时正确的治疗法则是补益下焦（内）肝肾，若反补其上焦（外）心肺，则为"阴绝补阳"。

五脏脉已绝于外：按脉浮取时脉微如绝。浮取候心肺，说明心肺精气已虚衰败绝于外，此时正确的治疗法则是补益上焦（外）心肺，若反补其下焦（内）肝肾，则为"阳绝补阴"。

以上均犯无"实实虚虚，损不足益有余"之戒，为治疗上的失误（可误治致死）。

【意义与发挥】

1. 本难与《内经》的联系

本难针刺误治之论述可参考《灵枢·九针十二原》，该篇谓："五脏之气已绝于内，而用针者反实其外，是谓重竭，重竭必死，其死也静，治之者辄反其气，取腋与膺；五脏之气已绝于外，而用针者反实其内，是谓逆厥，逆厥则必死，其死也躁。"

2. 本难内外、虚实的意义

（1）内、外：指脉位浅深，可与四难"心肺俱浮""肝肾俱沉"互参。

（2）无"实实虚虚，损不足益有余"，可与八十一难等互参，此治疗原则不仅对针治而言，亦是药物治疗之诫。

复习思考题

1."肾肝气已绝于内"和"心肺气已绝于外"的脉象特征如何？

2."阳绝补阴""阴绝补阳"会导致什么样的后果？

十三难

【提要】

本难论色、脉、尺肤等诊候合参的诊病意义。

【原文】

十三难曰：经言见其色而不得其脉，反得相胜[1]之脉者，即死；得相生[1]之脉者，病即自己。色之与脉，当参相应[2]，为之奈何？

然：五脏有五色，皆见于面，亦当与寸口、尺内[3]相应。假令色青，其脉当弦而急；色赤，其脉浮大而散；色黄，其脉中缓而大；色白，其脉浮涩而短；色黑，其脉沉濡而滑。此所谓五色之与脉，当参相应也。

脉数，尺之皮肤亦数[4]，脉急，尺之皮肤亦急，脉缓，尺之皮肤亦缓，脉涩，尺之皮肤亦涩，脉滑，尺之皮肤亦滑。

五脏各有声、色、臭、味[5]，当与寸口、尺内相应，其不应者，病也。假令色青，其脉浮涩而短，若[6]大而缓，为相胜；浮大而散，若小而滑，为相生也。

经言知一[7]为下工，知二[7]为中工，知三[7]为上工，上工者十全九，中工者十全七，下工者十全六，此之谓也。

【注释】

[1] 相胜、相生：指五行之间的相生、相克（胜）。相胜如金克（胜）木，相生如木生火。

[2] 色之与脉，当参相应："参"意为参合、参互。"相应"指互相对应。面部五色应当与脉相参、相应。

[3] 寸口、尺内："寸口"指寸口脉，包括寸、关、尺三部。"尺内"指尺肤，尺肤诊法包括观察尺肤的颜色及枯润、肥瘦，及按触尺肤的寒热、软硬、滑涩等内容。

[4] 脉数，尺之皮肤亦数：后一"数"字当是"热"之误。《难经集注》丁注："数即心也，所以臂内皮肤热也。"《难经经释》："数者一息六七至之谓，若

皮肤则如何能数？此必传写之误，不然，则文义且难通矣。"

[5] 五脏各有声、色、臭、味：臭同"嗅"，当读 xiù，按五行学说的归纳，五脏各与五声、五色、五臭、五味互相通应（参见表2）。

[6] 若："或者"之意。

[7] 知一、知二、知三：指掌握色诊、脉诊、尺肤诊三种诊法其中的一种、二种、三种。亦泛指诊断所收集的信息是否全面，四诊合参的应用水平高低。

【经文分析】

1. 五脏声、色、臭、味与寸口（脉诊）、尺内（尺肤诊）的参应关系

人体是一个以五脏为中心的统一整体，五脏配属五行，通过五行的类比联系，与五声（呼、笑、歌、哭、呻）、五色（青、赤、黄、白、黑）、五臭（臊、焦、香、腥、腐）、五味（酸、苦、甘、辛、咸）对应相关，因此，五声、五色、五味、五臭及寸口脉象、尺肤诊候为诊断五脏病变的重要根据，当相互合参。

本难先从色脉相应讨论，如色见青，脉当弦紧；色见赤，脉当浮大而散；色见黄，脉当中缓而大；色见白，脉当浮涩而短；色见黑，脉当沉濡而滑。再论脉候与尺肤相应，最后提出声、色、嗅、味与五色、寸口、尺肤的关系，强调了四诊合参的重要意义。

尺肤包括尺内和尺外，腕横纹至肘横纹为尺内，也就是通常说的尺肤（见《素问·脉要精微论》），尺外是与尺内相对应的一侧皮肤（手三阳经所行的一侧）。尺肤论可以抹（摸）、按、揉，它对外感病及儿科疾病尤有诊断意义。

五脏、五行、声、色、臭、味、脉、尺肤的相互参应关系见表2。

表2 五脏声、臭、味、色、脉、尺肤相应

五脏		肝	心	脾	肺	肾
五行		木	火	土	金	水
五声		呼	言	歌	哭	呻
五臭		臊	焦	香	腥	腐
五味		酸	苦	甘	辛	咸
色相	色	青	赤	黄	白	黑
脉应	脉	弦而急	浮大而散	中缓而大	浮短而涩	沉濡而滑
脉相	脉	急	数	缓	涩	滑
尺应	尺	急	数（热）	缓	涩	滑

五脏声、色、臭、味与脉诊、尺肤诊诊候相应者，为无病，或虽病而不逆

（顺证、预后较好）。

2. 五脏声、色、臭、味与寸口、尺内不相应的诊病意义

可按五行生克关系诊断其病情为相胜、相生，从而判断其死生逆顺。

例如：见其色而不得其脉的两种情况。

（1）反得相胜之脉，例如：

色青 ⎰脉浮涩而短（肺金）——金克木⎰相胜
（肝木）⎱脉大而缓（脾土）——木克土或土反侮木⎱（逆、死）

（2）得相生之脉，例如：

色青 ⎰脉浮大而散（心火）——木生火⎰相生
（肝木）⎱脉小而滑（肾水）——水生木⎱（顺、病即自已）

3. 诊病应四诊合参

知一者为下工（下工十全六）
知二者为中工（中工十全八）
知三者为上工（上工十全九）

治疗疾病的关键在于"知病"，全面诊查、四诊合参才能准确把握病情，故以能否全面、正确掌握诊法技能区别医生水平的高低。

【意义与发挥】

1. 本难意义

（1）强调五脏对应声、色、臭、味与寸口、尺内合参——即四诊合参的诊法原则。

（2）建立以五脏为中心的诊法系统，构筑"脏腑辨证"这一诊断疾病方法的基本构架，并提出按五行生克关系判断病情死生逆顺的方法，具有一定的参考价值（但非必然关系，须灵活看待，不要机械搬用）。

2. 本难与《内经》的联系

本难关于色脉相应的论述可与《灵枢·邪气脏腑病形》相参，该篇谓："色青者，其脉弦也；赤者，其脉钩也；黄者，其脉代也；白者，其脉毛；黑者，其脉石。见其色而不得其脉，反得其相胜之脉，则死矣；得其相生之脉，则病已矣。"

《灵枢·邪气脏腑病形》也指出："能参合而行之者，可以为上工，上工十全九；行二者，为中工，中工十全七；行一者，为下工，下工十全六。"同样强调了四诊合参的重要意义。

复习思考题

1. 如何从脉色相应与否诊断疾病，判断其预后？
2. 本难如何强调四诊合参的重要性？

十四难

【提要】

本难论"损""至"脉的脉象和治疗损证的法则，并强调脉有根本的重要性。

【原文】

十四难曰：脉有损至[1]，何谓也？

然：至之脉，一呼再至曰平，三至曰离经[2]，四至曰夺精[3]，五至曰困[4]，六至曰命绝，此至之脉也。何谓损？一呼一至曰离经，二呼一至曰夺精，三呼一至曰困，四呼一至曰命绝，此谓损之脉也。至脉从下上，损脉从上下[5]也。

损脉之为病奈何？

然：一损损于皮毛，皮聚[6]而毛落；二损损于血脉，血脉虚少，不能荣于五脏六腑也；三损损于肌肉，肌肉消瘦，饮食不为肌肤；四损损于筋，筋缓不能自收持[7]，五损损于骨，骨痿不能起于床。反此者，至脉之病也。从上下者，骨痿不能起于床者死，从下上者，皮聚而毛落者死。

治损之法奈何？

然：损其肺者益其气，损其心者调其营卫，损其脾者调其饮食，适其寒温，损其肝者缓其中，损其肾者益其精，此治损之法也。

脉有一呼再至，一吸再至；有一呼三至，一吸三至；有一呼四至，一吸四至；有一呼五至，一吸五至；有一呼六至，一吸六至；有一呼一至，一吸一至；有再呼一至，再吸一至；有呼吸再至[8]，脉来如此，何以别知其病也？

然：脉来一呼再至，一吸再至；不大不小曰平。一呼三至，一吸三至，为适得病，前大后小[9]，即头痛、目眩；前小后大，即胸满短气。一呼四至，一吸四至，病欲甚[10]，脉洪大者苦烦满，沉细者腹中痛，滑者伤热，涩者，中雾露。一呼五至，一吸五至，其人当困，沉细夜加[11]，浮大昼加，不大不小，虽困可治，其有大小者为难治。一呼六至，一吸六至，为死脉也，沉细夜死，浮大昼死。一呼一至，一吸一至，名曰损，人虽能行，犹当着床[12]，所以然者，血气皆不足故也。再呼一至，呼吸再至[8]，名曰无魂[13]，无魂者，当死也，人虽能行，名曰行尸[14]。

上部[15]有脉，下部[15]无脉，其人当吐，不吐者死。上部无脉，下部有脉，虽困无能为害也。所以然者，譬如人之有尺，树之有根，枝叶虽枯槁，根本将自生，脉有根本，人有元气[16]，故知不死。

【注释】

[1] 损至：损在本难有二义：① 减损、减少，指脉搏次数较正常减少，即后世称为"迟脉"者。② 虚损，证候之一，指五脏精气血虚损不足，"治损之法"即治损证的方法。"至"意为"极、过度"，指脉搏次数较正常增多，即后世所称"数脉""疾脉"者。

[2] 离经："离"，背离。"经"，常度。《难经本义》："离经者，离其经常之度也。"

[3] 夺精："夺"，耗夺，有严重耗散之意。夺精指精气严重耗伤。

[4] 困：病危。

[5] 至脉从下上，损脉从上下："上、下"有二解。① 指病位高低，按五脏上、下部位及阴阳属性，由上而下的次序是肺、心、脾、肝、肾。② 作动词用，指病变出现的先后，病由肺开始而发展至肝肾，为"从上下"，病由肾开始而发展至心肺，为"从下上"。

[6] 皮聚：指皮肤枯皱，失去平滑润泽之常态。

[7] 收持："收"，拿取。"持"，持物。此处泛指手足伸缩活动功能。

[8] 有呼吸再至：《难经本义》："其曰呼吸再至，即一呼一至，一吸一至之谓，疑衍文也。"《难经经释》亦谓"此五字疑衍"。《难经语译》断句为"呼吸再，至"，解释为"两次呼吸脉动一次，即二息一至。"

[9] 前大后小："前""后"指寸口脉关部之前后，即寸部与尺部。"大""小"指脉之大小。"前大后小"意为：寸脉大、尺脉小。

[10] 病欲甚：病情将要加剧。

[11] 加：病情加重。

[12] 着床：卧床不起。

[13] 无魂：指病人处于严重失神状态。

[14] 行尸：指病人虽尚有心跳、呼吸等生命活动，但神志已丧失，濒于死亡状态。

[15] 上部、下部：指寸部、尺部。

［16］元气：亦称"原气"，来源于先天肾精，而赖后天水谷精微所充养，是生命活动的原动力。

【经文分析】

1. 损、至脉脉象及其主病

（1）平脉：一呼再至，一吸再至—— 一息四至——正常无病的脉象。

（2）至脉

① 一呼三至，一吸三至—— 一息六至（数脉）——离经（阳热盛）。

② 一呼四至，一吸四至—— 一息八至（疾脉）——夺精（阳热盛极，损伤阴精）。

③ 一呼五至，一吸五至—— 一息十至（疾脉之甚）——死（危重，热极盛，阴精枯竭）。

④ 一呼六至，一吸六至—— 一息十二至——命绝（濒死，阴精竭绝，亢阳无所依附）。

（3）损脉

① 一呼一至，一吸一至—— 一息二至——离经（阳虚阴盛）。

② 再呼一至，再吸一至—— 一息一至——夺精（阳气衰微之甚）。

③ 三呼一至，三吸一至—— 一息不足一至（三息二至）——死（危重，阳气将绝）。

④ 四呼一至，四吸一至—— 二息一至——命绝（濒死，阳气竭绝）。

损、至脉为病病机：损脉和至脉虽然脉象有迟缓与疾速的不同，但都是阴阳失调的表现，故都损伤人体的阴精、阳气而致损证。阴精与阳气互相依存、互相为用，阴损之甚必致阳伤，阳伤之极亦必致阴损。

至脉为病乃阴虚阳亢，亢阳伤阴，阴精耗伤而至竭绝，阴精耗损由下（肝肾）而渐上，伤及于心肺之阴精阳气，故谓"至脉从下上"；损脉为病乃阳气虚损，阴寒内盛，终至阳气竭绝，阳气虚损由上（心肺）而渐下，伤及于肝肾之阳气阴精，故称"损脉从上下"。

2. 损、至脉为病病候

一损、二损……乃损脉为病由上而下的次序，亦表示病情的深重程度（图2）。

3. 治损之法

损其肺者益其气——补益肺气（肺主气）。

损其心者调其营卫——调补营卫气血（心主血脉，行营卫气血）。

```
损        一损——损皮毛（肺）——皮聚而毛落。         （死）至
脉        二损——损血脉（心）——血脉虚少，不能荣于五脏六腑。    脉
从        三损——损肌肉（脾）——肌肉消瘦，饮食不能为肌肤。    从
上        四损——损筋（肝）——筋缓不能自收持。            下
下（死）   五损——损骨（肾）——骨痿不能起于床。            上
```

图2 损、至脉病变发展趋势与预后

损其脾者调其饮食，适其寒温——调节饮食，保持起居寒温适宜（脾为仓廪之官，主运化水谷精微；脾主肌肉、四肢）。

损其肝者缓其中——以甘药柔肝缓急（肝为将军之官，肝气伤则急结不舒）。

损其肾者益其精——以血肉有情、厚味填精之品补益肾精（肾藏精）。

上述治损之法，基本原则在于根据五脏的生理特点及其与精气血的关系进行辨证施治。治"至"之法文中未言，但因都是损证，故上述原则亦同样适用。但应注意"损脉为病"在于阳气虚损而连及精血，故当以温养为主；"至脉为病"则属阴虚阳亢，亢阳伤及阴精，故当以清热滋阴、补益精血为主。

4. 损、至脉主病及预后

（1）至脉为病

一呼三至，一吸三至——适得病 ｛前大后小——头痛目眩（邪盛于上）
　　　　　　　　　　　　　　　 ｛前小后大——胸满短气（邪盛于里）

一呼四至，一吸四至——病甚 ｛洪大——苦烦满（阳明热盛）
　　　　　　　　　　　　　　 ｛沉细——腹中痛（邪热内结）
　　　　　　　　　　　　　　 ｛滑——伤热（为热邪所伤）
　　　　　　　　　　　　　　 ｛涩——中雾露（伤湿）

一呼五至，一吸五至——病情危重 ｛沉细——夜间加甚（邪在阴分）
　　　　　　　　　　　　　　　　 ｛浮大——日间加甚（邪在阳分）
　　　　　　　　　　　　　　　　 ｛大小不等，忽大忽小——难治（气血散乱）

一呼六至，一吸六至——死（阳热盛极，阴阳离决） ｛沉细夜死（邪在阴分）
　　　　　　　　　　　　　　　　　　　　　　　　 ｛浮大昼死（邪在阳分）

（2）损脉为病

一呼一至，一吸一至——虽尚能行动，犹当着床（不免于病）——气血俱不足

再呼一至，再吸一至 ｛无魂（精气已绝，不能养魂神）｝死
　（呼吸再至）　　 ｛行尸（虽尚能行，但精气神俱无）｝

5. 脉有根本不死

上部（寸）有脉，$\begin{cases}$ 其人当吐（邪阻气机，气逆于上而不下）

下部（尺）无脉 $\begin{cases}$ 不吐者死 $\begin{cases}$ 不因邪阻气逆而致，乃元气枯绝于内

虽用吐法，仍不得吐，气机仍阻绝不通

上部无脉，下部有脉——虽困无能为害——元气尚存，脉有根本

（病虽危重但预后尚好）（枝叶虽枯槁，根本将自生）

【意义与发挥】

（1）讨论损、至脉脉象、病候及治损方法。其中关于治疗损证方法的论述，对临床尤有指导意义，可指导内科病证的治疗。

（2）强调脉之根本的重要性，可结合八难理解其意义。但也要注意："上部有脉，下部无脉"亦有因邪阻气机、阴阳格拒而致者，若治疗得宜则阴阳气机通达和畅则病可除，即要注意其特殊性。

复习思考题

1. 说明损脉和至脉的脉象特征及其所反映的病机特点。

2. 损脉之为病奈何？

3. 治损之法奈何？

4. 为什么"上部无脉，下部有脉，虽困无能为害"？

十五难

【提要】

本难论四时正常及反常脉象，强调脉合四时及脉以胃气为本。

【原文】

十五难曰：经言春脉弦，夏脉钩，秋脉毛，冬脉石，是王脉耶？将病脉也？

然：弦、钩、毛、石者，四时之脉也。

春脉弦者，肝东方木也，万物始生，未有枝叶，故其脉之来，濡弱而长，故曰弦。

夏脉钩者，心南方火也，万物之所盛，垂枝布叶，皆下曲如钩。故其脉之来疾去迟[1]，故曰钩。

秋脉毛者，肺西方金也，万物之所终，草木华叶，皆秋而落，其枝独在，若毫毛也。故其脉之来，轻虚以浮，故曰毛。

冬脉石者，肾北方水也，万物之所藏也，盛冬之时，水凝如石，故其脉之来，沉濡而滑，故曰石。此四时之脉也。

如有变奈何？

然：春脉弦，反者为病。

何谓反？

然：其气来实强，是谓太过，病在外；气来虚微，是谓不及，病在内。气来厌厌聂聂[2]，如循榆叶曰平；益实而滑，如循长竿曰病；急而劲益强，如新张弓弦曰死。春脉微弦曰平，弦多胃气[3]少曰病，但弦无胃气曰死，春以胃气为本。

夏脉钩，反者为病。

何谓反？

然：气来实强，是谓太过，病在外；气来虚微，是谓不及，病在内。其脉来累累如环[4]，如循琅玕[5]曰平；来而益数，如鸡举足者曰病；前曲后居，如操带钩[6]曰死。夏脉微钩曰平，钩多胃气少曰病，但钩无胃气曰死。夏以胃气为本。

秋脉毛，反者为病。

何谓反？

然：其气来实强，是谓太过，病在外；气来虚微，是谓不及，病在内。其脉来蔼蔼如车盖[7]，按之益大曰平，不上不下，如循鸡羽[8]曰病，按之消索，如风吹毛曰死。秋脉微毛曰平，毛多胃气少曰病，但毛无胃气曰死。秋以胃气为本。

冬脉石，反者为病。

何谓反？

然：气来实强，是谓太过，病在外；气来虚微，是谓不及，病在内。脉来上大下兑[9]，濡滑如雀之喙[10]曰平，啄啄连属，其中微曲曰病；来如解索，去如弹石[11]曰死。冬脉微石曰平，石多胃气少曰病，但石无胃气曰死，冬以胃气为本。

胃者，水谷之海也，主禀[12]四时，故皆以胃气为本。是谓四时之变、病、生、死之要会也。

脾者中州也。其平和不可得见，衰乃见耳。来如雀之啄，如水之下漏[13]，是脾衰之见也。

【注释】

[1] 来疾去迟：脉来势急速，而去势迟缓。

[2] 厌厌聂聂（zhé）："厌厌"，软弱貌；"聂聂"，柔和貌，形容脉象轻缓柔和。

[3] 胃气：脉学术语，指具冲和、从容之气象，为正气充沛、功能正常的表现。

[4] 累累如环：形容脉来连续不断，如环滚动。

[5] 如循琅玕（láng gān）："循"，按寻；"琅玕"如玉之石，形容脉象滑利。

[6] 前曲后居，如操带钩："居"同"倨"，指器物弯曲的形状，曲度较小，似钝角的为"倨"；"操"，持；带钩，古代把衣带挂在衣服上的钩子，形容脉来势弯曲而去势强硬棘手。

[7] 蔼蔼如车盖："蔼蔼"，盛大貌；"车盖"，古代置于车上的伞状车篷。形容轻按脉来轻盈，重按盛大有力。

[8] 如循鸡羽：形容中央坚实，两旁空虚无力的脉象。

[9] 上大下兑："兑"同"锐"。指脉来轻按宽大，重按尖锐。

[10] 如雀之喙："喙"，鸟嘴。形容脉象濡滑有力。

[11] 来如解索，去如弹石：形容脉来忽紧忽松，如解绳索，去则急促坚实如石弹指。

［12］主禀：“禀”同“廪”，赐人谷食曰“禀”。主禀指胃具有把水谷精微供养全身的功能。

［13］如水之下漏：指脉来如屋漏水般，时段时续不均匀，即后世所言“十怪脉”中的屋漏脉。

【经文分析】

1. 四时正常脉象（王脉）（表3）

表3　四时正常脉象

春	木	东方	肝	弦（濡弱而长）
夏	火	南方	心	钩（来疾去迟）
秋	金	西方	肺	毛（轻虚以浮）
冬	水	北方	肾	石（沉濡而滑）

脉随四时阴阳变化是人体对自然界气候变化的适应性调节的结果，是生理功能正常的表现。

2. 四时反常脉象（病脉）

四时脉象以胃气为本，有胃气而略带应时的脉象为正常，应时脉象（五脏所主的脉象）明显而胃气少者为病脉（相应某藏的病），但见应时之脉而无胃气则为死脉（实为真脏脉）。

春脉　弦

平脉：微弦而有胃气（气来厌厌聂聂，如循榆叶）。

病脉：弦多胃气少——春病、肝病。

太过：气来实强（益实而滑，如循长竿）——病在外（邪气盛则实）。

不及：气来虚微——病在内（精气夺则虚）。

死脉：但弦无胃气（急而劲益强，如新张弓弦）——肝的真脏脉。

夏脉　钩

平脉：微钩而有胃气（气来累累如环，如循琅玕）。

病脉：钩多胃气少——夏病、心病。

太过：气来实强（来而益数，如鸡举足）——病在外。

不及：气来虚微——病在内。

死脉：但钩无胃气（前曲后居，如操带钩）——心的真脏脉。

秋脉 毛

平脉：微毛而有胃气（脉来蔼蔼如车盖，按之益大）。

病脉：毛多胃气少——秋病、肺病。

太过：气来实强（不上不下，如循鸡羽）——病在外。

不及：气来虚微——病在内。

死脉：但毛无胃气（按之消索，如风吹毛）——肺的真脏脉。

冬脉 石

平脉：微石有胃气（脉来上大下兑，濡滑如雀之喙）。

病脉：石多胃气少——冬病、肾病。

太过：气来实强（啄啄连续，其中微曲）——病在外。

不及：气来虚微——病在内。

死脉：但石无胃气（来如解索，去如弹石）——肾的真脏脉。

脾脉 平和不可得见，衰乃见（寄旺于四季）。

脾衰之见：如雀之啄，如屋之漏（脾的真脏脉，无胃气）。

3. 脉以胃气为本

胃者，水谷之海也，主禀四时：胃在一年四时中，源源不断地把水谷精微供应全身脏腑组织（仓廪之官，后天之本）。

四时之变，病、死、生之要会：胃气是脉随四时变化的内在原因，是决定病、死、生（平）脉的关键。

故皆以胃气为本：以胃气的有无、多少区分四时五脏平、病、死脉。

【意义与发挥】

（1）脉合四时及其诊病意义，是古代脉学所重视的内容，这一理论体现了"人与天地相参应"的思想。

（2）脉之胃气实际是整体生理功能在脉象上的反映，强调脉以胃气为本的重要性，也就是重视从整体角度诊察生理、病理状态。《素问·平人气象论》与本难内容基本一致，同样在讨论四时脉象时，采用胃气作为基础，来说明平、病、死脉的区别。

（3）《内经》真脏脉：《素问·玉机真脏论》："真肝脉至，中外急，如循刀刃责责然，如按琴瑟弦，色青白不泽，毛折，乃死。真心脉至，坚而搏，如循薏苡子累累然，色赤黑不泽，毛折，乃死。真脾脉至，弱而乍数乍疏，色黄青不泽，毛折，乃死。真肺脉至，大而虚，如以毛羽中人肤，色白赤不泽，毛折，乃死。真肾脉至，搏而绝，如指弹石辟辟然，色黑黄不泽，毛折，乃死。诸真脏脉见者，皆死不治也。五脏已败，其色必夭，夭必死矣。"可与本难互参。

（4）脉逆反四时：《素问·平人气象论》："脉有逆从四时，未有脏形，春夏而脉瘦，秋冬而脉浮大，命曰逆四时也。风热而脉静，泄而脱血脉实，病在中脉虚，病在外脉涩坚者，皆难治，命曰反四时也。"

💡 **复习思考题**

1. 说明应四时而旺的正常脉象。

2. 说明四时太过、不及的脉象。

3. 为什么"脉以胃气为本"？如何以胃气区分四时平、病、死脉？

十六难

【提要】

本难论述五脏病脉证合参的意义，以及五脏病候及内、外证与脉的关系。

【原文】

十六难曰：脉有三部九候[1]，有阴阳，有轻重，有六十首[2]，一脉变为四时[3]，离圣久远，各自是其法[4]，何以别之？

然：是其病有内外证。

其病为之奈何？

然：假令得肝脉，其外证：善洁[5]，面青，善怒；其内证：齐[6]左有动气，按之牢若痛[7]；其病：四肢满，闭癃，溲便难[8]，转筋。有是者肝也，无是者非也。

假令得心脉，其外证：面赤，口干，喜笑；其内证：齐上有动气，按之牢若痛；其病：烦心，心痛，掌中热而哕[9]。有是者心也，无是者非也。

假令得脾脉，其外证：面黄，善噫[10]，善思，善味[11]；其内证：当齐有动气，按之牢若痛；其病：腹胀满，食不消，体重节痛，怠惰嗜卧，四肢不收。有是者脾也，无是者非也。

假令得肺脉，其外证：面白，善嚏，悲愁不乐，欲哭；其内证：齐右有动气，按之牢若痛；其病：喘咳，洒淅[12]寒热。有是者肺也，无是者非也。

假令得肾脉，其外证：面黑，善恐，善欠；其内证：齐下有动气，按之牢若痛；其病：逆气，小腹急痛，泄如下重[13]，足胫寒而逆。有是者肾也，无是者非也。

【注释】

[1] 三部九候："三部"指寸口脉寸、关、尺三部。"九候"指每部有浮、中、沉三候，共九候（具体见十八难）。

[2] 六十首：可能是有关脉学的著作，现已佚亡。《素问·方盛衰论》王冰注："奇恒六十首，今世不存。"

[3] 一脉变为四时：句前疑脱一"有"字，即谓还有一脉变为四时（脉随四

时阴阳变化）的理论。

[4] 离圣久远，各自是其法：距离创立这些脉法理论的古圣人已经很久远了，各人都认为自己的诊法正确，没有统一标准。

[5] 善洁：《难经语译》："言容易发生筋脉瞤动或肢体搐搦等症状。'洁'即'絜'，通'挈'，'挈'为'瘈'的省字，'瘈'通'瘛'（chì），译为抽搐、瞤动等症状。"

[6] 齐：同"脐"，为"脐"的古字。

[7] 牢若痛："牢"，坚硬固定。"若"，而。

[8] 闭癃，溲便难：此处"溲便"指大便，即大便困难，不畅通。"癃"，《难经校释》（人卫版）为"淋"。

[9] 啘：同"哕"，干呕。另同《内经》，心在变动为"噫（yōu）"，按《玉篇·口部》引《老子》"终日号而不嗄"句，训为"气逆"，为气逆声嘶哑之义。又释：按《说文解字·口部》："嗳，语未定貌，从口憂声。"则嗳为言语吞吐反复不定，盖"心主言"，心神不宁则言语反复不清。从"嗳"来理解，更符合文意。

[10] 噫（ài）：嗳气。

[11] 善味：喜欢味道较浓郁的食物。

[12] 洒（xiǎn）淅（xī）：洒和淅均为恶寒貌，为双声连绵词。

[13] 泄如下重："如"，而。"下重"，排便时肛门有重坠感。

【经文分析】

本难从脉和证两方面归纳五脏病的证候。

1. 肝病

脉：肝脉——弦（十三难："弦而急"、十五难："弦"）

证 ⎰ 外证：善洁（瘈），面青，善怒
　　⎨ 内证：脐左有动气，按之牢而痛
　　⎱ 其他病候：四肢满，淋闭，溲便难，转筋

2. 心病

脉：心脉——洪大（十三难："浮大而散。"）

证 ⎰ 外证：面赤，口干，喜笑
　　⎨ 内证：脐上有动气，按之牢而痛
　　⎱ 其他病候：烦心，心痛，掌中热而啘

3. 脾病

脉：脾脉——缓（十三难："中缓而大。"）

证 $\begin{cases} 外证：面黄，善噫，善思，善味 \\ 内证：当脐有动气，按之牢而痛 \\ 其他病候：腹胀满，食不消，体重节痛，怠惰嗜卧，四肢不收 \end{cases}$

4. 肺病

脉：肺脉——浮涩（十三难："浮短而涩。"）

证 $\begin{cases} 外证：面白，善嚏，悲愁不乐，欲哭 \\ 内证：脐右有动气，按之牢而痛 \\ 其他病候：喘咳，洒淅恶寒 \end{cases}$

5. 肾病

脉：肾脉——沉濡而滑（十三难）

证 $\begin{cases} 外证：面黑，善恐，善欠（伸） \\ 内证：脐下有动气，按之牢而痛 \\ 其他病候：逆气，小腹急痛，泄而后重，足胫寒而逆 \end{cases}$

上述五脏病须脉证合参，才可确定诊断，若单凭脉象，则不可肯定。如诊得弦脉，既可能是肝病，亦可能非肝病，如或为痛证或为痰饮证等。《素问·脉要精微论》："帝曰：有故病，五脏发动，因伤脉色，各何以知其久暴至之病乎？岐伯曰：悉乎哉问也！征其脉小色不夺者，新病也；征其脉不夺其色夺者，此久病也；征其脉与五色俱夺者，此久病也；征其脉与五色俱不夺者，新病也。"

【意义与发挥】

（1）强调诊病必须脉证合参——实即四诊合参，是为诊法基本原则。《素问·脉要精微论》："切脉动静，而视精明，察五色，观五脏有余不足，六腑强弱，形之盛衰，以此参伍，决死生之分。"

（2）规范证候——五脏分证。把常见的脉象和病候归纳为以五脏为纲领的五大证候群，确立了后世常用的脏腑辨证方法。

复习思考题

如何脉证合参以诊断五脏病？

十七难

【提要】

本难从脉证相应与否判断疾病的预后。

【原文】

十七难曰：经言病或有死，或有不治而愈，或连年月不已。其死生存亡，可切脉而知之耶？

然：可尽知也。诊病若闭目不欲见人者，脉当得肝脉强急[1]而长，而反得肺脉浮短而涩者，死也。

病若开目而渴，心下牢者，脉当得紧实而数，而反得沉濡而微者，死也。

病若吐血，复鼽衄血[2]者，脉当沉细，而反浮大而牢者，死也。

病若谵言妄语，身当有热，脉当洪大，而反手足厥逆，脉细而微者，死也。

病若大腹而泄[3]者，脉当微细而涩，反紧大而滑者，死也。

【注释】

[1] 强急：指脉象弦急。

[2] 鼽衄血："鼽"，鼻塞；"衄血"，鼻出血。

[3] 大腹而泄：腹胀大而且泄泻。

【经文分析】

1. 诊病当脉证合参，并从脉证相应与否判断预后

（1）脉证相应：病情单纯（表里一致），预后较好。

（2）脉证不相应：病情复杂、危重，预后不良。如下。

2. 证与脉不相应的诊病意义

证候：闭目不欲见人（肝的病候）

脉：强急而长（肝的病脉）——脉证相符，虽病不危。

　　浮短而涩（肺的病脉）——脉证相克（金克木），死。

证候：开目而渴，心下牢（心的病候）

脉：紧实而数（心的病脉）——脉证相符，虽病不危。

　　沉濡而微（肾的病脉）——脉证相克（水克火），死。

证候：吐血，复鼽衄血（失血里虚）

脉：沉细（虚脉）——脉证相符，虽病不危。

　　浮大而牢（实脉）——脉证相反（正虚邪盛），死。

证候：谵言妄语（火热盛神昏，阳热实证）

脉：身有热，脉洪大（阳脉）——脉证相符，虽病不危。

　　手足厥逆，脉细而微（阴寒虚证）——脉证相反，死。

证候：腹胀大而泄泻（脾阳虚，阴证）

脉：微细而涩（阴脉）——脉证相符，虽病不危。

　　紧大而滑（阳、实脉）——脉证相反，死。

【意义与发挥】

（1）本难提出脉证合参以诊断疾病逆顺死生，对临床甚有指导意义。

（2）一般而言，脉与证都是对病情的反映，"有是证必有是脉"，是脉证相符，为我们提供了诊断疾病的比较可靠、全面的条件。

（3）脉证相反或相逆，即《素问·平人气象论》所说的反四时脉。脉证相反、相逆往往提示机体功能处于高度紊乱状态，或虚实寒热夹杂，或出现假象，或脏腑之间严重失调，病情危重复杂，故云"死"，对此必须细心辨析，勿为假象所迷惑，才能正确施治，挽救危亡。

💡 **复习思考题**

为什么脉证相反提示病情严重，预后不良？

十八难

【提要】

本难论述寸口三部九候的脏腑分属，即寸、关、尺三部与脏腑经脉及全身上、中、下部位的相应配属关系，并说明积聚瘤疾的脉象。

【原文】

十八难曰：脉有三部，部有四经[1]，手有太阴、阳明，足有太阳、少阴，为上下部[2]，何谓也？

然：手太阴、阳明金也；足少阴、太阳水也。金生水，水流下行而不能上，故在下部也。足厥阴、少阳木也，生手太阳、少阴火，火炎上行而不能下，故为上部。手心主[3]少阳火，生足太阴、阳明土，土主中宫[4]，故在中部[5]也。此皆五行子母更相生养者也。

脉有三部九候，各何所主之？

然：三部者，寸关尺也；九候者，浮中沉也。上部法天，主胸以上至头之有疾也；中部法人，主膈以下至齐之有疾也；下部法地，主齐以下至足之有疾也。审而刺之[6]者也。

人病有沉滞久积聚，可切脉而知之耶？

然：诊在右胁有积气，得肺脉结，脉结甚则积甚，结微则气微。

诊不得肺脉，而右胁有积气者，何也？

然：肺脉虽不见，右手脉当沉伏。

其外瘤疾[7]同法耶？将异也？

然：结者，脉来去时一止，无常数，名曰结也；伏者，脉行筋下也；浮者，脉在肉上行也。左右表里，法皆如此。假令脉结伏者，内无积聚；脉浮结者，外无瘤疾；有积聚，脉不结伏；有瘤疾，脉不浮结，为脉不应病，病不应脉，是为死病也。

【注释】

[1] 部有四经:"部"指寸、关、尺三部。"经",经脉。十二经脉分别配属左右寸、关、尺,每部配属二经,但每一经有左右对称之二脉,故称部有四经。

[2] 上下部:"上部"指寸部。"下部"指尺部。

[3] 手心主:手厥阴心包经。

[4] 土主中宫:按五行方位,土主中央,故称土主中宫。

[5] 中部:关部。

[6] 审而刺之:通过诊脉,审察病在何部,然后施以针刺治疗。

[7] 外痼疾:"外"相对于属里的脏腑而言,指皮、肉、筋、骨等体表组织。"痼疾",痼结而经久不愈的疾病。

【经文分析】

1. 从五行相生关系说明寸口三部脉与脏腑经脉配属关系

本难所创立的这种左右手三部配属脏腑经脉的诊脉方法,虽然是以五行子母相生关系为根据,但由于其部位配属基本符合中医藏象学说"左右上下,各如其位"的全息律原则,故为后世脉学所沿用。寸口三部脉与脏腑经脉的配属关系见图3。

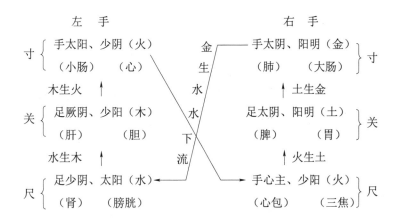

图3　寸口三部分部

2. 三部九候及其主病

三部(部位):寸、关、尺

九候(指法):浮、中、沉

三部主病：上部：寸（法天）——主胸以上至头之有疾。

中部：关（法人）——主膈以下至脐之有疾。

下部：尺（法地）——主脐以下至足之有疾。

3. 积聚痼疾脉象

结脉：脉来去一止，无常数。《濒湖脉学》："结脉缓而时一止，独阴偏盛欲亡阳，浮为气滞沉为积，汗下分明在主张。"又："结脉皆因气血凝，老痰结滞苦沉吟，内生积聚外痈肿，疝瘕为殃病属阴。"

伏脉：脉行筋下。《濒湖脉学》："伏脉推筋着骨寻，指间才动隐然深。"

浮脉：脉在肉上行也。《诊家正眼》："浮在皮毛，如水漂木，举之有余，按之不足。"又："浮脉为阳，其病在表。"

里有积聚的脉象 { 沉伏（邪气沉积，潜伏于里）
结伏（气血痰食结于里） } 均为久病气滞血瘀、痰聚之征

外有痼疾的脉象——浮结（邪气积结于体表）

脉结伏而内无积聚 } 有是脉而无是证 }
脉浮结而外无痼疾 } （病不应脉） } 提示病情复杂，机体功能
有积聚而脉不结伏 } 有是证而无是脉 } 紊乱——死（当灵活看待）
有痼疾而脉不浮结 } （脉不应病） }

【意义与发挥】

1. 本难意义

（1）首创寸口三部配属脏腑经脉的诊脉方法，是脉学的重大进步，为后世所沿用而成为中医诊脉断病的传统方法。

（2）提出"三部九候"的新涵义，变《内经》遍诊全身部位的三部九候法为独取寸口的三部九候法，建立"浮、中、沉"指按切脉法，亦是对中医诊脉方法的重要发展。

（3）指出脉证相应的重要性，并以之作为估测病情和预后的重要依据，对临床亦有指导意义。

（4）寸口左右三部配属五脏六腑、十二经的古今异同

《难经》确立了寸口三部九候诊脉法，并提出寸口左右三部与脏腑、十二经的配属关系，后世医家根据藏象学说及临床经验，对这一理论有进一步的发挥，提出了寸、关、尺三部配属脏腑的不同看法与应用（表4）。

表4　历代寸口三部脏腑配属对照

书名	寸		关		尺	
	左	右	左	右	左	右
难经	手少阴、手太阳	手太阴、手阳明	足厥阴、足少阳	足太阴、足阳明	足少阴、足太阳	手厥阴、手少阳
脉经	心、小肠	肺、大肠	肝、胆	脾、胃	肾、膀胱	肾、命门
濒湖脉学	心、膻中	肺、胸中	肝、胆	脾、胃	肾、膀胱、小肠	肾、命门、大肠
景岳全书	心、心包络	肺、膻中	肝、胆	脾、胃	肾、膀胱、大肠	肾、三焦、命门、小肠
医宗金鉴	心、膻中	肺、胸中	肝、膈、胆	脾、胃	肾、膀胱、小肠	肾、大肠

从上表所列各家之说看，关于五脏诊脉部位基本上是一致的，较大分歧在于：① 心包在右尺还是在左寸。② 大小肠配于寸部还是尺部，《难经》以心包络属少阳相火而配于右尺，张景岳等以其为心之外围而附于左寸，各有道理。大小肠的配属亦如此，陈修园认为大小肠经无明训，各家之说俱有近理之处而不可拘，当与病证相参，为有得之说。李时珍更指出："两手六部皆肺经之脉，特取此以候五脏六腑之气耳，非五脏六腑所居之处也。"这亦对理解三部脉配属脏腑这一理论有较大的启发意义。

2. 本难与《内经》的联系

本难所描述之三部九候诊脉法为寸口脉"寸、关、尺"三部分，和"浮、中、沉"九候。《素问·三部九候论》描述的三部九候则为全身遍诊法："上部天，两额之动脉；上部地，两颊之动脉；上部人，耳前之动脉。中部天，手太阴也；中部地，手阳明也；中部人，手少阴也。下部天，足厥阴也；下部地，足少阴也；下部人，足太阴也。故下部之天以候肝，地以候肾，人以候脾胃之气。"

💡**复习思考题**

1. 本难如何把脏腑经脉配属于两手寸、关、尺三部？其理论根据是什么？

2. 何谓三部九候？

3. 内有积聚和外有瘤疾的脉象有何异同？

十九难

【提要】

本难论男女不同的正常脉象，并以此判断病的太过、不及和部位。

【原文】

十九难曰：经言脉有逆顺，男女有常[1]，而反者，何谓也？

然：男子生于寅，寅为木，阳也。女子生于申，申为金，阴也。故男脉在关上，女脉在关下，是以男子尺脉恒弱，女子尺脉恒盛，是其常也。反者，男得女脉，女得男脉也。

其为病何如？

然：男得女脉为不足，病在内。左得之，病在左；右得之，病在右，随脉言之也。女得男脉为太过，病在四肢，左得之，病在左，右得之，病在右，随脉言之，此之谓也。

【注释】

[1] 脉有逆顺，男女有常："逆顺"即反常和正常。"有常"，有一定规律，即"男子尺脉恒弱，女子尺脉恒盛"。

【经文分析】

1. 男子生于寅，女子生于申

阴阳五行学说认为元气生于子，男阳女阴，男自子左行（阳）三十，女自子右行二十，都到"巳"而立，结为夫妇，怀孕十月而生，即男自"巳"左行十而至寅，女自"巳"右行十而至申。如图4。

然而，生于寅，生于申历代医家有不同看法，如有的从八卦来解释，也有一定依据，但不能机械理解。本难的本意是说明男女脉象特征的差异，提示男女体质不同，脉象特征也有所区别，是临床诊断、治疗疾病过程中应该注意的问题。

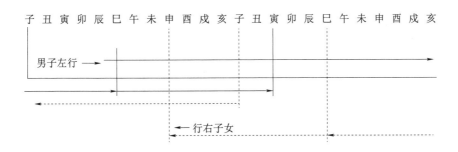

图4 男女阴阳差异

2. 正常情况下，"男子尺脉恒弱，女子尺脉恒盛"

男子生于寅（木，阳），男脉在关上（寸部），故正常脉象的特征为寸盛尺弱。

女子生于申（金，阴），女脉在关下（尺部），故正常脉象的特征为寸弱尺盛。

3. 男女尺寸脉盛衰反常则为病

男得女脉（寸弱尺盛）为不足，病在内（阳虚于内）。

女得男脉（寸盛尺弱）为有余，病在四肢（阳盛于外）。

病变部位：随脉言之，左得之，病则在左；右得之，病则在右。

【意义与发挥】

（1）本难认为男女在生理、病理以至脉象上有所不同，这一见解很有道理，但这只是一种提示，由于脉象受多种因素的影响，故体质状况等不同，脉象都会有一些区别，需要到临床实践中体验。本难男女脉象的尺寸盛衰判断，也是一种方法学的提示，具体病之内外虚实，还需要参考四诊资料，综合判断。

（2）男子生于寅，女子生于申，系据五行术数推出，本难据此而说明"男子尺脉恒弱，女子尺脉恒盛"的道理。后世则有孕妇尺脉盛生女，尺脉弱（寸脉盛）生男之说，但实际上并不完全符合这个规律。

复习思考题

为什么"男子尺脉恒弱，女子尺脉恒盛"？若反常则说明什么病况？

二十难

【提要】

本难从脉位和脉象论脉之阴阳相乘和阴阳伏匿及其病变。

【原文】

二十难曰：经言脉有伏匿[1]，伏匿于何脏而言伏匿耶？

然：谓阴阳更相乘[2]，更相伏也。脉居阴部[3]，而反阳脉[4]见者，为阳乘阴也。虽阳脉，时沉涩而短，此谓阳中伏阴也。脉居阳部[3]，而反阴脉[4]见者，为阴乘阳也。虽阴脉，时浮滑而长，此谓阴中伏阳也。

重阳者狂，重阴者癫。脱阳者见鬼，脱阴者目盲。

【注释】

[1] 伏匿："伏"，隐伏。"匿"，藏匿。谓阳（阴）脉中隐藏阴（阳）脉，即下文所言的"阳中伏阴""阴中伏阳"。

[2] 阴阳更相乘：脉位和脉象的阴阳互相干乘，如阳脉见于阴位，为阳乘阴；阴脉见于阳位，为阴乘阳。

[3] 阴部、阳部：指脉位，尺脉为阴部，寸脉为阳部。

[4] 阳脉、阴脉：指脉象，浮、滑、长为阳，沉、涩、短为阴。

【经文分析】

1. 脉象反映病情，疾病的阴阳乘袭或阴阳夹杂，可反映于脉象

阴阳相乘 {
阳乘阴：脉居阴部而反见阳脉（阴位见阳脉）
阴乘阳：脉居阳部而反见阴脉（阳位见阴脉）

提示出现阴阳互相干乘的病情。

阴阳伏匿 {
阳中伏阴：阳脉时沉涩而短——阳位阳脉中时见阴脉
阴中伏阳：阴脉时浮滑而长——阴位阴脉中时见阳脉

提示出现阴阳夹杂的病情。

2. 重阳、重阴、脱阳、脱阴的病候

阴阳失调的极致状态就是重和脱，重是有余、邪盛，脱是不足、精亡。

重阳：尺寸部俱见阳脉——阳盛之甚——狂。

重阴：尺寸部俱见阴脉——阴盛之甚——癫。

脱阳：寸部脉不见——阳脱阴盛——见鬼（鬼为阴）。

脱阴：尺部脉不见——阴精脱失——目盲（阴血不营于目）。

【意义与发挥】

（1）本难所言脉之相乘、伏匿，主要从脉象和脉位的阴阳分划而言，一些注家把脉位的阴阳解释为浮取和沉取，亦通。

（2）脉为内在脏腑气血阴阳的外候，出现相乘、伏匿的脉象，提示体内阴阳失调，病情常比较复杂，须细心辨证，才能抓住疾病本质而正确施治。

复习思考题

1. 什么是脉之"阴阳更相乘"？什么是脉之"阴阳伏匿"？各说明什么病机？

2. 说明"重阳者狂，重阴者癫，脱阳者见鬼，脱阴者目盲"的病机。

二十一难

【提要】

本难论脉诊与形证（证候）互参以判断预后死生吉凶。

【原文】

二十一难曰：经言人形病脉不病，曰生；脉病形不病，曰死，何谓也？

然：人形病脉不病，非有不病者也，谓息数不应脉数^[1]也，此大法。

【注释】

［1］息数不应脉数："息数"指呼吸次数；"脉数"指脉的搏动次数。

【经文分析】

1. 形病脉不病

形身出现病状，脉尚正常（胃、神、根正常）——内部脏腑气血尚未衰败——预后较好（生）。

当然，本难接着解释说，形病脉不病，并非没有病，例如：脉搏迟数尚在正常范围内，但"息数不应脉数"，即脉有一些变化，但尚在脏腑紊乱不甚的程度。

2. 脉病形不病

脉已现病态（胃、神、根失常），但形身病状不明显——脏腑气血已衰败于内——预后不良（死）。

本难是《难经》脉法的最后一难，实际它强调了诊脉的重要性，即脉可以断生死吉凶，提示疾病预后。

【意义与发挥】

1. 本难意义

本难说明脉象反映内在脏腑气血（病的根本）情况，形病脉不病，说明气血调和，形虽罹病困弱，还有康复的希望；而脉病形不病，则说明气血已乱，生气乏源，形虽无病，然只是徒有不病之外貌、躯壳，预后不好。脉的变动往往较形色更敏捷，尤其在危重病的诊治中，脉可以断生死，当更注重对脉的辨识。

2. 本难与《内经》的关系

《素问·脉要精微论》说："帝曰：有故病五脏发动，因伤脉色，各何以知其久暴至之病乎？岐伯曰：悉乎哉问也！征其脉小色不夺者，新病也；征其脉不夺，其色夺者，此久病也；征其脉与五色俱夺者，此久病也；征其脉与五色俱不夺者，新病也。肝与肾脉并至，其色苍赤，当病毁伤，不见血，已见血，湿若中水也。"脉、色对应与本难脉、形对应相似，通过脉与五色、身形的合参，在临床上确实是判断病情的有效方法。

💡**复习思考题**

为什么"形病脉不病者生，脉病形不病者死"？

第二章

经络

经络是运行气血、联系内外、协调阴阳的通道，也是病邪借以传变的通路，当然，也是中医针灸诊断治疗疾病的重要窗口和途径。《难经》在《内经》论经络的基础上，首先提出是动、所生病的概念，然后，论述十二经脉的循行、长度及病变，论述络脉和奇经八脉的循行、生理病理，以及营卫运行等。《难经》对奇经八脉的论述较详细，说明它很重视通过奇经八脉调治经络的作用。

二十二难

【提要】

本难说明"是动""所生病"的不同病机及其先后病关系。

【原文】

二十二难曰：经言脉有是动，有所生病，一脉辄[1]变为二病者，何也？

然：经言是动者，气也，所生病者，血也。邪在气，气为是动；邪在血，血为所生病。气主呴[2]之，血主濡[3]之。气留而不行者，为气先病也；血壅而不濡者，为血后病也，故先为是动，后所生病也。

【注释】

[1] 辄：则。

[2] 呴（xù）：同"煦"，温养之意。一说：同"嘘"，张口呵气以温润人或物为"呴"。

[3] 濡：濡润，滋养。

【经文分析】

1. "是动""所生病"的病机

（1）"是动"：病在气分。邪犯气分，气为邪所扰动，滞留不行，不能温煦脏腑经脉。

（2）"所生病"：病在血分。邪入血分，血受病而壅滞，不能濡养脏腑经脉。

"是动"与"所生病"的先后关系：先为是动，后所生病也——气分先受邪而致病，气病及血，气留不行导致血壅滞而不濡。

2. 气主呴（煦）之，血主濡之

说明气血同有滋养人身脏腑经络、四肢百骸的功能，但又有温养与濡养的不同。

【意义与发挥】

本难系对《灵枢·经脉》"是动""所生病"二语的解释和补充，但所释意义与《经脉》篇原意不同，后世对本难及《经脉》篇的解释亦互有异见。实际上，《经脉》篇所言"是动"是指该经经气变动而出现的各种病变，原文是"是动则病……"。"所生病"的原文是"是主……所生病"，意谓针刺该经脉上的穴位，可以主治某类疾病。可以说，本难对《内经》原文的解释并不准确，但其"先为是动，后为所生病"之说，反映了气血之间的病理关系，对后世"气行则血行，气滞则血瘀""气为血帅"等理论有重要影响。

复习思考题

如何理解"气主呴（煦）之，血主濡之"？

二十三难

【提要】

本难论十二经脉及蹻脉、任脉、督脉的起止和长度；指出十二经脉循行顺序及与十五别络的关系；说明人迎、气口诊断疾病及其预后的原理。

【原文】

二十三难曰：手足三阴三阳脉之度数，可晓以不？

然：手三阳之脉，从手至头，长五尺，五六合三丈。手三阴之脉，从手至胸中，长三尺五寸，三六合一丈八尺，五六三尺，合二丈一尺。足三阳之脉，从足至头，长八尺，六八四丈八尺，足三阴之脉，从足至胸，长六尺五寸，六六三丈六尺，五六三尺，合三丈九尺。人两足蹻脉[1]，从足至目，长七尺五寸，二七一丈四尺，二五一尺，合一丈五尺。督脉、任脉，各长四尺五寸，二四八尺，二五一尺，合九尺。凡脉长一十六丈二尺，此所谓经脉长短之数也。

经脉十二，络脉十五[2]，何始何穷也？

然：经脉者，行血气，通阴阳，以荣于身者也。其始从中焦，注手太阴、阳明；阳明注足阳明、太阴；太阴注手少阴、太阳；太阳注足太阳、少阴；少阴注手心主、少阳；少阳注足少阳、厥阴；厥阴复还注手太阴。别络十五，皆因其原[3]，如环无端，转相灌溉，朝于寸口、人迎[4]，以处百病，而决死生也。

经曰：明知终始[5]，阴阳定矣，何谓也？

然：终始者，脉之纪也。寸口、人迎，阴阳之气，通于朝使[6]，如环无端，故曰始也。终者，三阴三阳之脉绝，绝则死，死各有形[7]，故曰终也。

【注释】

[1] 两足蹻脉：蹻脉有阴蹻、阳蹻，左右共四条，此处男子只计两条阳蹻脉，女子只计两条阴蹻脉。蹻：现在通行简化字为"跷"，但蹻脉像一座桥，起于足跟，因此用"蹻"字更准确。

[2] 络脉十五：十二经脉，阴蹻和阳蹻脉各有一络脉，再加上脾之大络，合为十五络脉。

[3] 皆因其原："因"，附属。"原"指各络脉所附属的经脉。

[4] 人迎：古代切脉部位之一，位于喉结旁颈动脉搏动处，属足阳明胃经，主候阳分（六腑、外感）。

　　[5] 终始："始"，指经脉之气循环周流，终而复始。"终"，指经脉之气衰竭终绝。

　　[6] 朝使："朝"，朝会；"使"，出使。指经脉之气夜半朝会于手太阴，复又出行于诸经脉。

　　[7] 死各有形：指各经经气终绝而死时，各有相应的病形。

【经文分析】

1. 十二经脉的起止及长度

手三阳经：从手至头，每条长 5 尺，总共 3 丈。
手三阴经：从手至胸中，每条 3.5 尺，总共 2.1 丈。
足三阳经：从足至头，每条长 8 尺，总共 4.8 丈。
足三阴经：从足至胸，每条长 6.5 尺，总共 3.9 丈。
两足蹻脉：从足至目，每条长 7.5 尺，总共 1.5 丈。
督脉、任脉：每条长 4.5 尺，总共 0.9 丈。
全身经脉总共长 16 丈 2 尺。

2. 十二经脉的循行次序

气血在十二经中按其连接次序运行，如环无端，转相灌溉（图 5）。

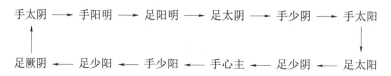

图 5　十二经脉的循行次序

十五别络则附于所属经脉，一同接受气血的灌溉。

3. 寸口、人迎"以处百病而决死生"

十二经脉气血"如环无端，转相灌溉，朝于寸口、人迎"（寸口、人迎，阴阳之气，通于朝使，如环无端）。

寸口候阴（五脏、内伤）——全身阴阳气血朝使之处。

人迎候阳（六腑、外感）可知 $\begin{cases} 终（阴阳经气终绝） \\ 始（经气的正常循行） \end{cases}$

按：有注家（如徐大椿等）认为人迎指左寸部位（左人迎，右气口）。

【意义与发挥】

1. 本难十二经长度的计量

（1）十二经脉的起止，只计其长度的起止，未言其走向的起止（手之三阳从手走头，足之三阳从头走足，足之三阴从足走胸，手之三阴从胸走手）。《灵枢·脉度》："手之六阳，从手至头，长五尺，五六三丈。手之六阴，从手至胸中，三尺五寸，三六一丈八尺，五六三尺，合二丈一尺。足之六阳，从足上至头，八尺，六八四丈八尺。足之六阴，从足至胸中，六尺五寸，六六三丈六尺，五六三尺，合三丈九尺。跷脉从足至目，七尺五寸，二七一丈四尺，二五一尺，合一丈五尺。督脉任脉各四尺五寸，二四八尺，二五一尺，合九尺。凡都合一十六丈二尺，此气之大经隧也。"

（2）阴、阳跷脉左右共 4 条，《内经》《难经》在计算长度时只计其中 2 条。《灵枢·脉度》："跷脉有阴阳，何脉当其数？岐伯答曰：男子数其阳，女子数其阴。"

2. 本难与《内经》联系

本难根据《灵枢·脉度》《灵枢·经脉》《灵枢·经别》三篇对经络长度及循行进行探讨，其对经络"终始"的认识与《灵枢·终始》篇一致，即认为经脉流注如环无端，周而复始，阴阳气绝即为其终。

《灵枢·终始》对"终始"的讨论更为详细："凡刺之道，毕于终始，明知终始，五脏为纪，阴阳定矣。""太阳之脉，其终也，戴眼，反折，瘈疭，其色白，绝皮乃绝汗，绝汗则终矣。少阳终者，耳聋，百节尽纵，目系绝，目系绝一日半则死矣，其死也，色青白乃死。阳明终者，口目动作，喜惊，妄言，色黄，其上下之经盛而不行，则终矣。少阴终者，面黑齿长而垢，腹胀闭塞，上下不通而终矣。厥阴终者，中热嗌干，喜溺，心烦，甚则舌卷卵上缩而终矣。太阴终者，腹胀闭，不得息，气噫善呕，呕则逆，逆则面赤，不逆则上下不通，上下不通则面黑皮毛燋而终矣。"

💡 复习思考题

1. 试述十二经脉的起止及其连接次序。

2. 为什么气口、人迎脉可以"处百病，决死生"？

二十四难

【提要】

本难讨论手足阴阳经经气终绝的病候及预后。

【原文】

二十四难曰：手足三阴三阳气已绝，何以为候？可知其吉凶不？

然：足少阴气绝，即骨枯。少阴者，冬脉也，伏行而温于骨髓。故骨髓不温，即肉不著[1]骨，骨肉不相亲，即肉濡而却[2]。肉濡而却，故齿长而枯，发无润泽。无润泽者，骨先死[3]。戊日笃，己日死[4]。

足太阴气绝，则脉不荣其口唇。口唇者，肌肉之本也。脉不荣，则肌肉不滑泽。肌肉不滑泽，则肉满[5]。肉满则唇反，唇反则肉先死。甲日笃，乙日死。

足厥阴气绝，即筋缩引卵[6]与舌卷。厥阴者，肝脉也，肝者筋之合也。筋者，聚于阴器而络于舌本。故脉不荣，则筋缩急。筋缩急即引卵与舌，故舌卷卵缩，此筋先死。庚日笃，辛日死。

手太阴气绝，则皮毛焦。太阴者，肺也，行气温于皮毛者也。气弗荣，则皮毛焦。皮毛焦则津液去，津液去则皮节伤，皮节伤则皮枯毛折，毛折者则毛先死。丙日笃，丁日死。

手少阴气绝，则脉不通。脉不通则血不流，血不流则色泽去，故面黑如梨[7]，此血先死。壬日笃，癸日死。

三阴气俱绝者，则目眩转、目瞑[8]。目瞑者为失志[9]，失志者则志先死，死即目瞑也。

六阳气俱绝者，则阴与阳相离。阴阳相离则腠理[10]泄，绝汗[11]乃出，大如贯珠，转出不流[12]，即气先死。旦占[13]夕死，夕占旦死。

【注释】

[1] 著：附着。

[2] 肉濡而却："肉"指牙肉，即牙龈。"濡"，软。却：收缩。肉濡而却指

牙龈萎缩。

［3］骨先死：肾主骨，骨先死即肾气先绝。后文"肉先死""筋先死"等义同。

［4］戊日笃，己日死：按十天干与五行配属关系，甲乙属木，丙丁属火，戊己属土，庚辛属金，壬癸属水。戊己属土，土克水，故足少阴气绝之病于戊己日病情加重以至死亡。后面各经气绝死亡日期的预测同此。

［5］肉满：指鼻下人中部位的肌肉胀满肿起。

［6］卵：睾丸。

［7］梨：同"黧"，黄黑色。

［8］目眩转、目瞑："眩"，眩晕。"转"，目睛上翻，即戴眼。"瞑"，闭眼，视物不见。

［9］失志：丧失神志。

［10］腠理：皮肤及肌肉之间隙处的结缔组织，此处尚包括皮肤毛孔而言。

［11］绝汗：由阴阳离决而致的出汗，往往见于濒死期，故称绝汗。

［12］大如贯珠，转出不流：指大颗的汗珠如连贯成串的珍珠一样，涌现于体表而不流散。

［13］占：《方言》："占，视也。"即"见到"。

【经文分析】

1. 五阴经经气终绝的病候及预后

（1）足少阴经经气终绝

生理：伏行（肌肉之下）而濡于骨髓，属冬（肾）脉。

经气终绝病候：骨枯（经气不能濡养骨髓），肉濡而却（肉不著骨，骨肉不相亲），齿长而枯，发无润泽。

预后：戊日笃，己日死（戊己属土，足少阴肾属水，戊己日土来克水）。

（2）足太阴经经气终绝

生理：足太阴脾主肌肉，口唇为其外华。

经气终绝病候：肌肉不滑泽（经气不能营养肌肉），人中满，唇反。

预后：甲日笃，乙日死（甲乙属木，足太阴脾属土）。

（3）足厥阴经经气终绝

生理：足厥阴属肝，肝主筋，筋聚于阴器而络于舌本。

经气终绝病候：筋缩急（经气不能养筋）引卵与舌，舌卷卵缩。

预后：庚日笃，辛日死（庚辛属金，足厥阴肝经属木）。

（4）手太阴经经气终绝

生理：手太阴经属肺，行气温于皮毛。

经气终绝病候：皮毛焦、皮枯毛折（经气不能温养皮毛），津液亏少。

预后：丙日笃，丁日死（丙丁属火，手太阴肺经属金）。

（5）手少阴经经气终绝

生理：手少阴经属心，心主血脉。

经气终绝病候：脉不通，血不流（血脉失主养），色泽去，面黑如黧。

预后：壬日笃，癸日死（壬癸属水，手少阴心经属火）。

（6）三阴经经气俱绝病候

失志（三阴经属五脏，五脏主藏神），目眩转，目瞑（五脏精气皆上注于目）。

2. 六阳经经气俱绝的病候和预后

病机：阳气竭绝，阴阳离决，腠理开泄。

病候：绝汗乃出，大如贯珠，转出不流。

预后：旦占夕死，夕占旦死。

【意义与发挥】

（1）五脏外合五体，五脏所属的三阴经经气终绝（实际上亦是五脏精气衰竭），则相应体表组织失养而出现相应病候，这些病候在临床上对诊断疾病，估测预后有重要意义。但本难中所预言死期，系按五行干支推算，必须灵活看待，不可拘定。

（2）五脏藏五神，五脏精气耗绝（三阴气俱绝）则神失所养，本难称为"失志"，其临床特征是"目眩转、目瞑"，这些体征亦有重要诊病意义，常是病人濒死的前兆。

（3）六阳经经气终绝即整体阳气已绝，绝汗是其重要征兆，其汗出情况为"大如贯珠，转出不流"，与一般热性病的出汗不同，应予鉴别。见到绝汗，预示阴阳离决，阳气将绝，病属危殆，死期在即。

（4）《内经》对经气终绝也有论述，如《灵枢·经脉》《灵枢·终始》《素问·诊要终经》，可相互参看。

复习思考题

1. 说明五阴经经气终绝的证候征象。

2. 说明三（五）阴经经气俱绝的证候征象。

3. 说明六阳经经气俱绝的证候征象及预后。

二十五难

【提要】

本难说明手少阴与手心主各是不同的经脉，并指出心主（心包络）与三焦俱有名无形。

【原文】

二十五难曰：有十二经，五脏六腑十一耳，其一经者，何等经也？

然：一经者，手少阴与心主别脉[1]也。心主与三焦为表里，俱有名而无形，故言经有十二也。

【注释】

[1] 别脉：不同经脉。心与心包络各有自己所属的经脉。

【经文分析】

手少阴与心主为不同的经脉，故经脉总共有十二条。

心主（心包络）与三焦相表里，俱有名无形。

【意义与发挥】

藏象学说原来是五脏六腑对应十一脉，马王堆汉墓出土的足臂十一脉灸经即是例证。然而，后来人们发现曾称为手少阴经者与心包经混淆，于是把原称为手少阴的经脉改称为手心主（后称手厥阴），并把心包络列为一脏，以配属手厥阴经，故本难谓其"与三焦相表里，俱有名无形"。

复习思考题

为什么说"手少阴与心主别脉"？

二十六难

【提要】

本难论十五络脉。

【原文】

二十六难曰：经有十二，络有十五，余三络者，是何等络也？

然：有阳络，有阴络，有脾之大络[1]。阳络者，阳蹻之络也；阴络者，阴蹻之络也。故络有十五焉。

【注释】

[1] 脾之大络：指脾除了所连属的足太阴经有一条络脉外，本脏另有一条络脉，称"脾之大络"。

【经文分析】

络脉共有十五条，称"十五别络"：十二经脉各有一条络脉，另有阳络（阳蹻之络）、阴络（阴蹻之络）和脾之大络，合共有十五络脉，称"十五别络"。

【意义与发挥】

本难与《内经》的联系

《灵枢·经脉》所言十五别络的名称：手太阴列缺，手少阴通里，手厥阴内关，手太阳支正，手阳明偏历，手少阳外关，足太阴公孙，足少阴大钟，足厥阴蠡沟，足太阳飞扬，足阳明丰隆，足少阳光明，任脉尾翳，督脉长强，脾之大络大包。其中包括任、督两脉之大络，而不包括阴、阳蹻之大络，是与本篇所言不同之处。

🔔 复习思考题

《难经》的十五别络指哪些络脉？

二十七难

【提要】

本难论奇经八脉及其不拘于十二正经的生理特点。

【原文】

二十七难曰：脉有奇经[1]八脉者，不拘于十二经，何谓也？

然：有阳维，有阴维，有阳跷，有阴跷，有冲，有督，有任，有带之脉。凡此八脉者，皆不拘于经[2]，故曰奇经八脉也。

经有十二，络有十五，凡二十七气，相随上下，何独不拘于经也？

然：圣人图设沟渠，通利水道，以备不然[3]。天雨降下，沟渠满溢，当此之时，霶霈[4]妄行，圣人不能复图也，此络脉满溢，诸经不能复拘也。

【注释】

[1] 奇（jī）经："奇"，特殊、异常。指不同于十二正经的一类特殊经脉。

[2] 不拘于经：不受十二正经所约束。

[3] 以备不然："不然"，意外。预防意外的情况。

[4] 霶霈（pāng pèi）：大水流动之貌。

【经文分析】

1. 奇经八脉

奇经八脉指阳维、阴维、阳跷、阴跷、冲、任、督、带八脉，因其具有"不拘于经"（不受十二经脉的约束，也不按十二经的规则循行），又无表里相合及脏腑络属，故称"奇经"。

奇经八脉的功能就像圣人所设沟渠一样，以通利水道，备不然，当天降大雨时，沟渠溢满，则奇经八脉起到调蓄水量的作用，以防经络过于满溢，不受控制。

2. 奇经八脉"不拘于经"

奇经的功能是蓄积十二正经满溢的气血，调节十二经的流量，如沟渠需要湖泊来调节水流一样，故它不受十二正经所节制（按时、按一定顺序流动）。

【意义与发挥】

把上述八脉作为经络学说中的一个相对独立系统，并冠以"奇经八脉"之名者，首见于本难和二十八、二十九难。本难指出了奇经八脉名称及其不同于十二经脉的生理特点，进一步完善了《内经》所确立的经络学说。

💡 复习思考题

奇经指哪些经脉？为什么它们"皆不拘于（十二正）经"？

二十八难

【提要】

本难论述奇经八脉的循行路线及其起止部位。

【原文】

二十八难曰：其奇经八脉者，既不拘于十二经[1]，皆何起何继[2]也？

然：督脉者，起于下极之俞[3]，并于脊里，上至风府[4]，入属于脑。

任脉者，起于中极[5]之下，以上毛际[6]，循腹里，上关元[7]，至咽喉。

冲脉者，起于气冲[8]，并足阳明之经，挟脐上行，至胸中而散也。

带脉者，起于季胁[9]，回身一周。

阳跷脉者，起于跟中，循外踝上行，入风池[10]。

阴跷脉者，亦起于跟中，循内踝上行，至咽喉，交贯冲脉。

阳维、阴维者，维络于身，溢蓄不能环流灌溉诸经者也[11]。故阳维起于诸阳会[12]，阴维起于诸阴交[13]也。

比于圣人图设沟渠，沟渠满溢，流于深湖，故圣人不能拘通也。而人脉隆盛，入于八脉而不环周，故十二经亦不能拘之。其受邪气，畜则肿热，砭射之也[14]。

【注释】

[1] 不拘于十二经："拘"，约束。指奇经八脉不受十二经脉所约束。

[2] 何起何继："起"，起始。"继"，继续。指各奇经从何处起始，沿何处部位继续循行。

[3] 下极之俞："下极"：躯干的最下部。"俞"，亦作"腧"，腧穴。"下极之俞"指位于躯体最下部之会阴穴，为督脉出行体表之处。

[4] 风府：腧穴名，属督脉，在枕骨粗隆直下，两侧斜方肌之间凹陷中。

[5] 中极：腧穴名，属任脉，在前正中线脐下四寸处。

[6] 毛际：前阴部阴毛之上缘。

[7] 关元：腧穴名，属任脉，在前正中线脐下三寸处。

[8] 气冲：腧穴名，属足阳明胃经，在脐下五寸，旁开两寸处。

[9] 季胁：部位名，在侧胸部，相当于十一、十二肋软骨处。该部位在十一肋前端直下处有带脉穴（属足少阳胆经），为带脉所过处。

[10] 风池：腧穴名，属足少阳胆经，在胸锁乳突肌与斜方肌之间，平风府穴处。

[11] 溢蓄不能环流灌溉诸经者也：《难经本义》认为此句应在"故十二经亦不能拘之"句后，《难经汇注笺正》则认为此句为衍文。

[12] 诸阳会：诸阳经交会之腧穴，指足太阳膀胱经的金门穴，在足外踝前下方。

[13] 诸阴交：诸阴经交会之腧穴，指足少阴肾经的筑宾穴，在足内踝上方。

[14] 砭射之："砭"，砭石，古代针刺工具。"砭射之"，指用砭石射刺经脉以放血的治疗方法。

【经文分析】

1. 奇经八脉的循行路线和起止点

（1）督脉：起于下极的会阴穴，沿着脊柱里面上行至风府穴，进入脑部。

（2）任脉：起于中极穴的下面，向上经过阴毛毛际，沿着腹壁深处上行经过关元穴，继续沿前正中线到达咽喉部。

（3）冲脉：起于气冲穴，伴随足阳明胃经，挟脐两旁上行，到胸中而分散。

（4）带脉：起于侧胸的季胁部，环绕腰腹一周。

（5）阳蹻脉：起于足跟之中，沿足外踝向大腿外侧上行，进入项上部的风池穴。

（6）阴蹻脉：亦起于足跟之中，沿足内踝向大腿内侧上行，到咽喉部，交会贯通于冲脉。

（7）阳维脉：起于各阳经相会处的金门穴，向上经过外踝，沿足少阳经上行髋关节部，经胁、肘后侧，从腋后上至肩，至前额，再到项后，合于督脉。（阳维起于诸阳会，维络于身）

（8）阴维脉：起于小腿内侧之筑宾穴，沿大腿内侧上行到腹部，与足太阴经相合，过胸部，与任脉会于颈部。（阴维起于诸阴交，维络于身）

2. 奇经八脉的生理、病理

（1）生理：人脉（气血）隆盛，入于八脉而不环周，故十二经亦不能拘之——对十二经脉气血起调节作用，当经脉气血充盛时，则溢入奇经八脉蓄积起来，需要时再流注入十二经脉，但不受十二经脉的约束，不参与十二经脉气血循环过程。

（2）病理：奇经八脉受病邪侵犯，蓄积于内则出现红肿、发热的病证。治疗可用砭石射刺以出血（因不参与十二经脉循环过程，故不能通过针法以疏散，祛除邪气）。

【意义与发挥】

《内经》虽然对冲、任、督、带、阴阳蹻、阴阳维等经脉有所论述，但内容零散。把上述八脉作为经络学说中的一个相对独立系统，并冠以"奇经八脉"之名者，首见于本难和二十七、二十九难。本难的有关论述，指出了奇经八脉在体表的起、止部位和循行路线，为后世所确认、引用和进一步发挥。

复习思考题

1. 说明奇经八脉在体表的起止点和循行部位。
2. 说明奇经八脉总的生理、病理。

二十九难

【提要】

本难讨论奇经八脉发生病变时的证候表现。

【原文】

二十九难曰：奇经之为病何如？

然：阳维维于阳，阴维维于阴，阴阳不能自相维，则怅然失志[1]，溶溶不能自收持[2]。阳维为病苦寒热，阴维为病苦心痛。阴跷为病，阳缓而阴急[3]。阳跷为病，阴缓而阳急。冲之为病，逆气而里急[4]。督之为病，脊强而厥。任之为病，其内苦结[5]，男子为七疝[6]，女子为瘕聚[7]。带之为病，腹满，腰溶溶如坐水中。此奇经八脉之为病也。

【注释】

[1] 怅然失志："失志"，即失意。"怅然"，形容失意之态。"怅然失志"，形容心绪不宁、神思恍惚的状态。

[2] 溶溶不能自收持："溶溶"，倦怠乏力的样子。全句义为：全身疲乏，动作无力而不能自主把持。

[3] 阳缓而阴急："阴、阳"指肢体部位，四肢外侧、伸侧及背部为阳；内侧、屈侧及胸腹部为阴。"缓"，弛纵。"急"，拘急。

[4] 逆气而里急："逆气"，自觉胸腹中有气从下向上逆。"里急"，腹中拘急不舒。

[5] 其内苦结："内"，指腹内。"苦结"，因急结不舒而感到痛苦。

[6] 七疝："疝"，病名，指腹部有块状物凸起如山丘状。"七疝"，历代医家所指具体内容各有出入，按《诸病源候论·疝病》所述，为厥疝、癥疝、寒疝、气疝、盘疝、胕疝、狼疝。亦有谓是：冲疝、狐疝、癞疝、厥疝、瘕疝、溃疝、癃疝者。

[7] 瘕聚："瘕"指腹内结块，如《灵枢·水胀》篇所言的"石瘕"。"聚"：

指气结于腹中而形成的时聚时散的结块。

【经文分析】

1. 阴阳维为病

（1）生理：阳维维系诸阳，阴维维系诸阴。

（2）病变：按阴、阳维共同受病或各自单独为病而有下述三种情况。

① 阴阳维不能互相维系：整体阴阳不相协调，阳气耗散，神失温养则怅然失志；阴液消亡，肢体失养而痿软无力，故表现出溶溶不能自收持的病态。

② 阳维单独为病：在表之阳气不和，出现恶寒发热的病候。

③ 阴维单独为病：在里之阴气不和，出现苦心痛的病候。

2. 阴阳跷为病

（1）生理：跷脉有维持肢体动作轻健矫捷的作用。

（2）病变：经气凝滞不通，该经脉所在部位拘急不舒，故会出现以下两种情况。

① 阴跷为病：阳缓而阴急（肢体外侧弛缓而内侧拘急）。

② 阳跷为病：阴缓而阳急（肢体内侧弛缓而外侧拘急）。

3. 冲脉为病

（1）生理：冲脉由气冲穴起挟脐上行，至胸腹而散，冲脉为血海，与男女生殖等功能有关。

（2）病变：逆气里急（腹部胀急疼痛，气往上冲，胸满气逆）。

4. 督脉为病

（1）生理：督脉总督诸阳经，为阳经之海，行于脊里，上入于脑。

（2）病变：脊强而厥（腰脊强直，甚则角弓反张、昏厥）。

5. 任脉为病

（1）生理：任脉行于胸腹正中，上至舌下，为阴脉之海。

（2）病变：其内苦结（腹中急结不舒），男子内结七疝（里气聚结不行的各种疝病），女子瘕聚（气机结聚阻滞）。

6. 带脉为病

（1）生理：带脉环绕腰腹一周，有约束诸经的功能。

（2）病变：腹满（下腹部胀满、重坠），腰溶溶若坐水中（腰部弛弱，重着无力)。

【意义与发挥】

本难比较系统地指出奇经八脉为病的病候,其理论为后世经络辨证所继承和发展。但所言者仅为奇经八脉为病的主要病候,尚未能概括其全部病变情况,特别是冲任二脉与妇女经带胎产病变尤有密切关系,更应重视,可参考后世医家的有关论述。

💡复习思考题

简述奇经八脉为病的主要病候。

三十难

【提要】

本难论荣卫气的生成与运行方式。

【原文】

三十难曰：荣气之行，常与卫气相随不？

然：经言人受气于谷，谷入于胃，乃传与五脏六腑，五脏六腑皆受于气，其清者为荣，浊者为卫，荣行脉中，卫行脉外，营周不息[1]，五十而复大会，阴阳相贯[2]，如环无端，故知荣卫相随也。

【注释】

[1] 营周不息："营"，往来循行。"营周不息"：指荣卫气往来循环，周流不息。

[2] 阴阳相贯："阴""阳"指阴经和阳经。手足三阴三阳经按顺序以次相接，互相贯通。

【经文分析】

1. 荣卫气的生成

"人受气于谷，谷入于胃，乃传与五脏六腑，五脏六腑皆受于气"——荣卫气皆由胃中水谷精微所化生。

2. 荣卫气的性质

荣气：清——精专、柔和。
卫气：浊——慓悍、滑疾。

3. 荣卫气的循行方式

荣气循行于脉中，卫气循行于脉外，两者相随，循着互相贯通的手足三阴三阳经如环无端地周流于全身，昼夜五十周次而复大会于手太阴肺经。

【意义与发挥】

本难与《内经》联系

本难系对《灵枢·营卫生会》理论的进一步阐发，学习时可与该篇互参。本难所言的"荣气"，《灵枢·营卫生会》称为"营气"，"营"有营运、围绕之义，亦有营养之义。《难经》和《素问》称之为"荣气"（《灵枢》则多称为"营气"），则主要从荣气的滋荣、荣养作用命名。"营"和"荣"在"营养"这一意义上古代通用，但"营运""围绕"这一意义则为"营"字所专有。

本难也是对经络篇的总结，以荣卫运行，荣卫的概念、功能来结尾，与《内经》理论一脉相承，并且进一步强调了经脉运行气血营卫的意义。

复习思考题

荣、卫气的生成、性质及其在体内的循行方式如何？

第三章

脏 腑

　　《难经》论脏腑尤有特点,在《内经》的基础上,作者提出三焦的概念、功能,在论述脏腑结构、解剖等的基础上,提出命门学说,将命门与三焦的概念联系起来,五脏上关七窍,五脏与声、色、臭、味、液的关系,脏腑形质与功能,这些都是《难经》对藏象的另一种解读,是对《内经》理论的重要补充与发挥。此外,本章还讨论了八会穴等内容。

三十一难

【提要】

本难论三焦的部位、功能及病变的主治腧穴。

【原文】

三十一难曰：三焦者，何禀何主[1]？何始何终？其治常在何许[2]？可晓以不？

然：三焦者，水谷之道路，气之所终始也。上焦者，在心下，下膈，当胃上口，主内[3]而不出。其治在膻中[4]，玉堂[5]下一寸六分，直两乳间陷者是。中焦者，在胃中脘[6]，不上不下，主腐熟水谷，其治在脐旁[7]。下焦者，在脐下，当膀胱上口，主分别清浊，出而不内，以传导也，其治在脐下一寸[8]。故名曰三焦，其府在气街[9]。

【注释】

[1] 何禀何主："禀"，接受。"主"，掌管。

[2] 其治常在何许："治"，管理。"何许"，何处，指治疗三焦病变的针刺部位而言。

[3] 内：同"纳"。

[4] 膻中：腧穴名，属任脉，在胸腹正中线与两乳头连线的相交点。

[5] 玉堂：腧穴名，在胸腹正中线平第三肋间隙处。

[6] 胃中脘：指胃脘的中部。

[7] 其治在脐旁："脐旁"此处指位于脐两侧，旁开二寸的天枢穴，属足阳明胃经。

[8] 脐下一寸：指属任脉的阴交穴，在胸腹正中线脐下一寸处。

[9] 其府在气街："府"，此处指三焦之气聚集之处，即上述膻中、天枢、阴交等穴。全句意为：三焦之气汇聚于气街。

【经文分析】

三焦的部位、功能和主治腧穴

本难在指出三焦的总功能是"水谷的道路，气之所终始"（认为三焦是水谷在体内运化的道路，主管人体气化过程）的基础上，分别说明上、中、下焦的部位、功能和三焦病变的主治腧穴，见表5。

表5 三焦部位、功能、主治腧穴

三焦	部位	功能	主治腧穴
上焦	在心下，下膈，在胃上口	主受纳水谷	膻中
中焦	在胃中脘	主腐熟水谷	天枢
下焦	在脐下，当膀胱上口	主分清别浊，传导水谷糟粕，出而不纳	阴交

【意义与发挥】

1. 本难意义

本难在继承《灵枢·营卫生会》篇有关三焦部位和功能论述的基础上，进一步指出三焦是"水谷之道路，气之所终始"，强调其在人体气化功能方面的重要作用，同时指出三焦病变的主治腧穴，丰富了针灸治疗方面的内容。

2. 关于三焦

《难经》除了继承《灵枢·营卫生会》篇有关三焦功能的说法外，并认为三焦是"元气之别使""主持诸气"，特别是其三焦"有名无形"（三十八难）之说，开启了后世学术争鸣的衅端。

自《难经》以后，历代关于三焦有形、无形、形状如何的问题，争鸣不已，学说迭出，兹举其要者如下。

（1）无形说：除《难经》外，其后的《中藏经》《千金方》，以及李梴的《医学入门》、孙一奎的《医旨绪余》等，亦均引用《难经》的观点，同意三焦"有名无形"之说。

（2）有形说：持这一见解的人较多，他们从《内经》的有关论述出发，力倡三焦确有其形，反对《难经》等的无形说，但对三焦指解剖上的何脏器，则又见解各异。

①腔子说：虞抟的《医学正传》认为，三焦是指整个胸腹腔腔体而言，张景

岳的《类经附翼》则认为是指胸腹腔内层（脏层）。

②脂膜说：据张景岳的《类经附翼》所载，徐遁、陈无择等认为三焦是指腹腔后壁的脂膜（即肾的脂肪囊）。

③网油说：唐容川《血证论》认为三焦是"人身上下内外相联之油膜"。

④胃部三焦说：清代罗美在《内经博议》中认为三焦是胃部上下的匡廓，即现在所说的上、中、下脘。

⑤三段三焦说：杨玄操、王好古等持此说。王好古谓："头至心、心至脐、脐至足，呼为三焦。"温病之三焦辨证即引用此说（杂病辨证亦有用之者）。

⑥淋巴管说：清末民初之章太炎、陆渊雷等参考西医解剖学，认为三焦是指腔体中之淋巴管。现代亦有人持此说。

⑦其他学说：现代关于三焦形质的说法更多，有认为三焦是指神经系统，有认为指循环系统，甚至有认为指胰腺、乳糜池，还有认为与细胞信号传导有关等，莫衷一是，多数见解均执一隅之偏。

3. 认识三焦的临床意义

之所以历代医家对三焦有如此大的争议，就是因为三焦在脏腑功能活动中，具有非常重要而又不可替代的作用。本难提出三焦为"水谷之道路，气之所终始"，对临床许多疾病的辨治都有指导意义，因此，一方面，我们应该理解本难及三十八难等的含义，另一方面，应该联系后世医家的应用发挥，将这一理论在临证中应用好。

复习思考题

1. 说明上、中、下焦的部位、功能和主治腧穴。
2. 如何理解三焦是"水谷之道路，气之所终始"？

三十二难

【提要】

本难论心肺独在膈上的原因。

【原文】

三十二难曰：五脏俱等，而心肺独在膈上者，何也？

然：心者血，肺者气。血为荣，气为卫，相随上下，谓之荣卫，通行经络，营周于外，故令心肺在膈上也。

【经文分析】

五脏都同样属阴，肝脾肾居膈下，独心肺在膈上，其原因是，心主血，肺主气，营属血，卫属气。心肺主持营卫的运行，故只有居于膈上，才能使营卫通过经络以输布营养全身内外。

复习思考题

为什么心肺独在膈上？

三十三难

【提要】

本难解释肝沉肺浮的道理。

【原文】

三十三难曰：肝青象木，肺白象金。肝得水而沉，木得水而浮，肺得水而浮，金得水而沉，其意何也？

然：肝者，非为纯木也。乙角也，庚之柔[1]，大言阴与阳，小言夫与妇。释其微阳，而吸其微阴之气[2]，其意乐金[3]，又行阴道多[4]，故令肝得水而沉也。肺者，非为纯金也。辛商也，丙之柔[1]，大言阴与阳，小言夫与妇。释其微阴，婚而就火[5]，其意乐火，又行阳道多，故令肺得水而浮也。

肺熟而复沉，肝熟而复浮者，何也？

故知辛当归庚，乙当归甲也。

【注释】

[1] 乙角也，庚之柔；辛商也，丙之柔：十天干分阴阳，配五行五音（见下表），甲乙属木，其音角；庚辛属金，其音商。金与木、火与金虽相克又相配，如被克的阴干"乙"（阴木），配克我的阳干"庚"（阳金），以夫妻比喻即为"乙"为"庚"之妻，从阴阳、刚柔角度比喻即"乙"为"庚"之"柔"，辛和丙也是同样道理。

[2] 释其微阳，而吸其微阴之气：木为阳，但乙属阴，故乙角之木为阴木而带微阳，乙木嫁与庚金，则放弃其原所带之微阳，而吸收庚金所带之微阴（金为阴，但庚金为阳金而带微阴）。

[3] 其意乐金：指乙木喜欢与庚金相配。

[4] 行阴道多：肝为阴中之少阳，居膈下，故谓其行阴道多；肺为阳中之少阴，又居膈上，故谓其行阳道多。

[5] 婚而就火：辛金与丙火相配合，如辛金嫁给丙火一样。

【经文分析】

1. 肝（木）肺（金）浮沉的特点

肝属木，肺属金。木浮水上，金沉水中，但何以肝脏沉肺脏浮？本难解释如下。

（1）五行配十天干，十天干分阴阳，配五行五音，且相克的两行有阴阳相配合的关系，见表6。

表6　五行配十天干阴阳及五音、五脏

五行	木	火	土	金	水
天干	甲　乙 阳　阴	丙　丁 阳　阴	戊　己 阳　阴	庚　辛 阳　阴	壬　癸 阳　阴
五音	角	徵	宫	商	羽
五脏	肝	心	脾	肺	肾

（2）甲乙属木，其音角；庚辛属金，其音商。金木、火金虽相克又相配，被克之阴干（乙木、辛金）配克我之阳干（庚金、丙火）即为其"柔"（阴，妻）。因此有以下说法。

肝属木为阳，但居膈下，为阴中之少阳，且其为乙木（阴干），行阴道多，配与庚金之后，释其微阳（少阳），吸其微阴之气，其性质变为阴，故得水而沉。

肺属金为阴，但居膈上，为阳中之少阴，行阳道多，虽为辛金（阴干）而配与丙火，但释其微阴（少阴），吸其微阳之气，其性质变为阳，故得水而浮。

2. 肝肺功能的配合及病理特点

由于肝、肺在部位上的差异，它们的功能也不一样，《难经》认为肝居左而升，肺居右而降，这是肝、肺功能的体现，而且在生理上，肝与肺升降相承，彼此配合，因此，非常值得讨论二脏的形质与功能的相互关系。

所以，接着本难指出：肝熟复沉，肺熟复浮，它表述的道理是：辛当归庚，乙当归甲，即阴阳多少发生了改变，所以，形质的特征也是可变的。这恰恰是肝与肺病理特征的体现，它提示在临床论治肝、肺病证时，应该注意阴阳升降的变化。

【意义与发挥】

本难讨论肝沉肺浮的原因，有人认为系从五行术数角度以说明，故荒诞滑稽、牵强附会。但从中我们应该体会到，用阴阳五行类比事物具有普遍性和相对性，本难所论说明：阴阳五行可以互相包含，阴阳之中可包含五行，五行之中亦包含阴阳，而其提示的肝、肺生理病理特点，更值得我们学习。

三十四难

【提要】

本难通过五行学说以归纳说明五脏与五声、五色、五味、五臭、五液及七神的对应配属关系。

【原文】

三十四难曰：五脏各有声、色、臭[1]、味，液，可晓知以不？

然：《十变》[2]言肝色青，其臭臊，其味酸，其声呼，其液泣[3]。心色赤，其臭焦，其味苦，其声言，其液汗。脾色黄，其臭香，其味甘，其声歌，其液涎[4]。肺色白，其臭腥，其味辛，其声哭，其液涕。肾色黑，其臭腐，其味咸，其声呻，其液唾[5]，是五脏声、色、臭、味、液也。

五脏有七神，各何所藏耶？

然：脏者，人之神气所舍藏也。故肝藏魂[6]，肺藏魄[7]，心藏神，脾藏意与智[8]，肾藏精与志[9]也。

【注释】

[1] 臭："嗅"的本字，指用鼻嗅到的各种气味。

[2]《十变》：古医书篇名，今已佚亡无考。

[3] 泣：眼泪。

[4] 涎：口腔分泌物之一种。涎溢于唇口，常自然流出口外。唇口属脾，故为脾之液。

[5] 唾：亦为口腔分泌物之一种。唾生于牙齿间，须咯吐方出口外，齿属肾，故唾为肾之液。

[6] 魂：精神活动的一部分。如意识、知觉、梦幻等均为魂所主。《灵枢·本神》曰："随神往来者谓之魂。"又谓："肝藏血，血舍魂。"

[7] 魄：精神活动的一部分。主管本能的感觉、动作、言语发声等。《灵枢·本神》曰："并精而入出者谓之魄。"又谓："肺藏气，气舍魄。"

[8] 意与智：亦为精神活动的一部分。"意"，意念，是对事物的初步印象。

"智"，即智慧，是经过思虑而得出的处理事物的方法。《灵枢·本神》曰："心有所忆谓之意""因虑而处物谓之智"。又谓："脾藏营，营舍意。"

[9] 志：指对事物的记忆。《灵枢·本神》曰："意之所存谓之志。"又谓："肾藏精，精舍志。"

【经文分析】

1. 五脏与声、色、臭、味、液的对应关系（表7）

表7　五脏与声、色、臭、味、液的对应关系

五脏	五行	五色	五声	五臭	五味	五液	所藏七神
肝	木	青	呼	臊	酸	泣	魂
心	火	赤	言	焦	苦	汗	神
脾	土	黄	歌	香	甘	涎	意与智
肺	金	白	哭	腥	辛	涕	魄
肾	水	黑	呻	腐	咸	唾	精与志

五脏与声、色、臭、味、液的对应关系是诊断治疗五脏病证的重要依据。如：望五色，听五声以诊断五脏病；五液异常的病证，可以从调理五脏入手进行治疗；按五味入五脏的理论，可以确定药物归经等。

2. 五脏与七神的关系

体现了中医运用整体观认识人体精神活动的基本观点——心藏神，但整个精神活动系由五脏分工协作共同完成；五脏失守则精神不能藏舍，因而表现为魂魄飞扬、失神乱智或志虑去身的病证。

五脏与七神的关系是临床治疗神志病的理论根据，如多梦、夜游症治肝，健忘症治肾，癫狂治心等。

【意义与发挥】

本难是藏象理论的重要组成部分，在古代医案中，有很多运用五脏与五声、五臭、五液对应关系，以诊断治疗疾病的案例，在临床实践中，应注意观察，善于应用。

复习思考题

1. 五脏与声、色、臭、味、液有何对应关系？这一理论有何临床意义？
2. 五脏与七神的关系如何？

三十五难

【提要】

本难论脏腑相配合的关系及六腑的生理功能。

【原文】

三十五难曰：五脏各有所，腑皆相近，而心、肺独去大肠、小肠远者，何谓也？

然：经言心营肺卫，通行阳气[1]，故居在上，大肠、小肠传阴气[2]而下，故居在下，所以相去而远也。

又诸腑者，皆阳也，清净之处。今大肠、小肠、胃与膀胱皆受不净，其义何也？

然：诸腑者谓是，非也。经言小肠者，受盛之腑[3]也；大肠者，传泻行道之腑也；胆者，清净之腑也；胃者，水谷之腑也；膀胱者，津液之腑[4]也。一腑犹无两名[5]，故知非也。小肠者，心之腑；大肠者，肺之腑；胃者，脾之腑；胆者，肝之腑；膀胱者，肾之腑。

小肠谓赤肠，大肠谓白肠，胆者谓青肠，胃者谓黄肠，膀胱者谓黑肠，下焦所治也。

【注释】

[1] 通行阳气：此处"阳气"指营卫之气。

[2] 传阴气："阴气"指饮食糟粕，即传导糟粕而下。

[3] 受盛之腑："盛"，容纳。指小肠承接、容纳胃中已经腐熟的饮食水谷，进一步消化吸收，故称"受盛之腑"。

[4] 津液之腑："津液"即水液。《素问·灵兰秘典论》曰："膀胱者，州都之官，津液藏焉。"

[5] 一腑犹无两名：指胃、大肠、小肠、膀胱等不能既有水谷之腑等名，又称为"清净之腑"。

【经文分析】

1. "心肺独去大肠、小肠远" 的原因

心肺主营卫，通行阳气（营卫为清阳），故居胸中（上）。

大、小肠传泻阴气（饮食糟粕为浊阴），故居腹中（下）。

心肺与大小肠虽为表里，但由于各自所施功能的不同，而不像脾胃、肝胆那样近距离的关系，所以，表里的意思并非距离的远近。

2. 脏腑相配及五腑的生理功能（表8）

表8　脏腑相配及五腑的生理功能

五腑	配属五脏	生理功能	别名
小肠	心之府	受盛之腑	赤肠
大肠	肺之府	传泻行道之腑	白肠
胆	肝之府	清净之腑	青肠
胃	脾之府	水谷之腑	黄肠
膀胱	肾之府	津液之腑	黑肠

赤肠、白肠、青肠、黄肠、黑肠正是五脏所对应的五色，即并不是说：小肠是红肠，大肠是白肠，胆是青肠，胃是黄肠，膀胱是黑肠，而是说明，表里脏腑具有对应和相通应的关系。

3. 六腑虽属阳，但并非都是清净之处

六腑与五脏（属里、属阴）相对而言属阳，系指其中空、实而不满、泻而不藏等性质而言，不是属阳即为清净之处。

【意义与发挥】

（1）脏腑相合理论，是藏象学说的基本内容。脏腑虽表里相配，但不一定互相靠近，其位置当依功能而定。

（2）阴阳是一相对概念，属阳者并非就是清净之处。

（3）称五腑为五肠，系按五行、五脏、五色配属关系立说，而"肠，畅也"，亦反映"六腑泻而不藏"的观点，"下焦所治"也是这个意思。

复习思考题

1. 为什么"腑皆相近，而心肺独去大肠、小肠远"？
2. 简述大肠、小肠、胆、胃、膀胱的主要生理功能及其与五脏的相合关系。

三十六难

【提要】

本难论命门的生理功能，提出"左者为肾，右者为命门"的观点。

【原文】

三十六难曰：脏各有一耳，肾独有两者，何也？

然：肾两者，非皆肾也，其左者为肾，右者为命门。命门者，诸神精之所舍，原气[1]之所系也，男子以藏精，女子以系胞[2]，故知肾有一也。

【注释】

[1] 原气：亦称"元气"，包括元阴、元阳之气，由先天之精所化生，赖后天荣养而滋长，是脏腑器官组织生命活力的泉源。故称"原气"。

[2] 胞：亦称"胞宫"，即子宫。

【经文分析】

1. 左者为肾，右者为命门

肾有两，但本难分其"左者为肾，右者为命门"。盖肾既主持水液代谢，更是先天之本，阴阳水火之根，故分其为二，一以主持水液代谢者为肾，一以藏精神元气，维系生命活动者为命门。左右不要机械看待，只能从其功能去划分。

2. 命门的重要生理功能

诸神精之所舍——精气和神明藏舍之处。

原气之所系——为生命原动力的根源所在。

男子以藏精，女子以系胞——是先天之本，生殖功能之所在。

正因其有如此重要之功能，故称其为"命门"——生命之门。

【意义与发挥】

《难经》首倡"命门学说"，本难的意义在于将命门的功能从肾里分离出来，实际是强调命门功能的重要性，这种藏象功能的合理分化，更有利于我们准确、全面地认识脏腑的各种功能关系。命门学说丰富了中医藏象学说之内容，在临床上成为命门学派——"补火派"的理论基础，补命门火的治疗方法为后世所重视并得到广泛应用。

本难应与三十九难、八难互参。

复习思考题

命门有何重要生理功能？这一理论有何意义？

三十七难

【提要】

本难论述五脏与七窍的相关关系及气血阴阳失调所致的关格病证。

【原文】

三十七难曰：五脏之气，于何发起？通于何许？可晓以不？

然：五脏者，当上关于七窍也。故肺气通于鼻，鼻和则知香臭矣；肝气通于目，目和则知黑白矣；脾气通于口，口和则知谷味矣；心气通于舌，舌和则知五味矣，肾气通于耳，耳和则知五音矣。五脏不和则七窍不通，六腑不和则留结为痈。

邪在六腑，则阳脉不和；阳脉不和，则气留之，气留之则阳脉盛矣。邪在五脏，则阴脉不和；阴脉不和则血留之，血留之则阴脉盛矣。阴气太盛，则阳气不得相营[1]也，故曰关[2]。阳气太盛，则阴气不得相营也，故曰格[3]；阴阳俱盛，不得相营也，故曰关格，关格者，不得尽其命而死矣。

经言气独行于五脏，不荣于六腑者，何也？

然：夫气之行也，如水之流，不得息也，故阴脉营于五脏，阳脉营于六腑，如环无端，莫知其纪，终而复始。其不复溢[4]，人气内温于脏腑，外濡于腠理。

【注释】

[1] 相营："营"，围绕。"相营"，指阴阳气互相维系，协调运行。

[2] 关：关闭。指由于阴气过盛，闭阻阳气不得入内的病证。同《三难》之"外关内格"。《难经校释》（人卫版）为"格"。

[3] 格：格拒。指由于阳气过盛，格拒阴气不得外达的病证。同《三难》之"内关外格"。《难经校释》（人卫版）为"关"。

[4] 复溢："复"，倾复，同"覆"；"溢"，外溢。"复溢"，指阴阳经脉中之经气流失而不能正常营运于经脉中。与三难的"覆脉""溢脉"不同。

【经文分析】

1. 五脏上关于七窍

人体是一个表里通应、内外关联的整体，五脏与体表孔窍有如下的关联通应关系。

肺气通于鼻：肺气通利则鼻和而能闻香臭。

肝气通于目：肝气调和则目和而能知白黑（五色）。

脾气通于口：脾气调和则口和而能知谷味（食物味道）。

心气通于舌：心气调和则舌和而能知五味。

肾气通于耳：肾气调和则耳和而能知五音。

以上为正常生理，在病理状态下，则：五脏不和则七窍不通，六腑不和则（气血不通而）留结为痈。

这一理论的意义：诊法——由七窍不通知五脏不和；治疗——调五脏气机以治七窍不通之病。

2. 阴阳气血失调的病机

邪气在六腑——阳脉不和——气机郁滞——阳脉盛（阳盛）

邪气在五脏——阴脉不和——血滞留瘀阻——阴脉盛（阴盛）

可见气血失调的病机与阴阳失调的病机密切相关，气血失调进一步可致阴阳失调，而关格的病机则在于：

阴气太盛——遏阻阳气，阳气不得入内与阴气相营行——关（外关内格）

阳气太盛——格阻阴气，阴气不能外出与阳气相营行——格（内关外格）

阴阳俱盛——阴阳气互相格拒而不得相营——关格（阴阳高度失调——"不得尽其命"）

经文在指出邪犯五脏六腑的基本病机是导致气血滞留、阴阳失调的基础上，进一步说明：如果病情发展到阴阳格阻、气血不行的"关格"阶段（既"关"且"格"），则病情严重，预后不良。

意义：对分析邪气侵犯脏腑的病机和证候、预后有指导意义。

3. 经脉之气内温脏腑，外濡腠理

气在经脉中运行不息，阴脉营行于五脏，阳脉营行于六腑，其运行终而复始，如环无端，若不流失耗亡，则在内温养脏腑，在外濡养肌肤腠理。（说明经气并非独行于五脏而不营于六腑。）

【意义与发挥】

通过五官辨识脏腑病证是中医诊断的基本方法，如鼻病治肺，目病治肝，纳谷不馨治脾，口味异常治心，耳病治肾，但临床也需结合病人的具体情况灵活运用，如目病与肝有关，但脾、肾失调也会导致目病；耳聋可以治肾，但有时需要治肝，有时需要治脾，或治心。

本难提出"五脏不和则七窍不通，六腑不和则留结为痈"既表明五脏藏精气而上关七窍，六腑疏泄气机，而使气血调和；另一方面也是对脏腑不同功能特点的注解。《灵枢·脉度》言："五脏常内阅于上七窍也，故肺气通于鼻，肺和则鼻能知臭香矣；心气通于舌，心和则舌能知五味矣；肝气通于目，肝和则目能辨五色矣；脾气通于口，脾和则口能知五谷矣；肾气通于耳，肾和则耳能闻五音矣。五脏不利则七窍不通，六腑不和则留结为痈。"

复习思考题

1. 五脏与七窍有何相关关系？这一理论有何指导意义？
2. 外邪侵犯脏腑后会引起五官、气血什么样的病理变化？

三十八难

【提要】

本难讨论脏五腑六的问题，提出三焦"有名无形"的观点。

【原文】

三十八难曰：脏唯有五，腑独有六者，何也？

然：所以腑有六者，谓三焦也。有元气之别[1]焉，主持诸气，有名而无形，其经属手少阳，此外腑[2]也，故言腑有六焉。

【注释】

[1] 有元气之别："有"，为。"别"字后当脱一"使"字，六十六难曰："三焦者，元气之别使也。"三焦有引导元气，使其到达全身各部位的作用，故称其为元气之别使。

[2] 外腑：谓三焦为五腑之外的一个特别之"腑"。

【经文分析】

1. 三焦为外腑，有名而无形

脏与腑互为表里，五脏本应配五腑。

心——小肠

肺——大肠

肝——胆

脾——胃

肾——膀胱

但除上五腑外，尚有"三焦"一腑，故"脏唯有五，腑独有六"。

三焦不配合于五脏中的任何一脏，但配属手少阳经，有名而无形，是其与前五腑不同之处，故谓其为"外腑"。

2. 三焦的功能

三焦的功能：是元气布达全身的道路，主持诸气。

【意义与发挥】

1. 本难意义

本难在《内经》学术的基础上，明确提出三焦的功能，并强调三焦是六腑之一，其功能尤为特别，经脉上配属少阳。《难经》关于脏腑的论述，特别着重于三焦和命门，即强调它们的功能特点。其论三焦的内容，主要见于三十一难和本难，学习时可互相参照。此外，二十五难、三十九难、六十二难、六十六难亦有论及三焦之处，均可参考。

2. 三焦争鸣的起源与认识

由于本难提出三焦"有名而无形"之论，故开启后世近 2000 年的学术争鸣。

（1）《内经》把三焦作为六腑之一，与其他五腑并称。《素问·灵兰秘典论》把它列为"十二官"之一，指出其是"决渎之官，水道出焉"。按《内经》有关脏腑的概念，三焦当为一中空脏器，《素问·五脏别论》谓六腑"其气象天，故泻而不藏""实而不满"，故三焦也应该适用这个定义。

虽然，《灵枢·营卫生会》把三焦分为上、中、下三部分，且认为"上焦如雾，中焦如沤，下焦如渎"，亦可以认为三焦是一个能联系胸腹腔中诸脏腑，协助沟通各脏腑完成"如雾、如沤、如渎"这一消化、吸收、输布、排泄功能的器官。

此外，《内经》尚认为三焦配属肾，《灵枢·本脏》曰："肾合三焦膀胱。"亦有认为三焦配属心包络（见《灵枢·经脉》）。

（2）《难经》除了继承《灵枢·营卫生会》中有关三焦功能的说法外，并认为三焦是"元气之别使""主持诸气"，强调了三焦在运行元气中的重要作用，这是对《内经》理论的补充，这一理论对后世中医临床有重要指导意义。

（3）自《难经》以后，历代关于三焦有形、无形、形状如何的问题，争鸣不已，但医家对三焦功能及病因病理分析的应用，并没有因为三焦形质的不确定而有偏废或混乱，说明《难经》在功能上认识三焦，认识脏腑的重要意义。

复习思考题

三焦与其他五腑有何不同之处？

三十九难

【提要】

本难论腑五脏六，强调命门的重要生理功能。

【原文】

三十九难曰：经言腑有五，脏有六者，何也？

然：六腑者，正[1]有五腑也。然五脏亦有六脏者，谓肾有两脏也。其左为肾，右为命门。命门者，谓精神之所舍也，男子以藏精，女子以系胞，其气与肾通，故言脏有六也。

腑有五者，何也？

然：五脏各一腑，三焦亦是一腑，然不属于五脏，故言腑有五焉。

【注释】

[1] 正：仅，只是。

【经文分析】

1. 腑五脏六说

（1）腑五：这里只计算与五脏相表里的胆、胃、大肠、小肠、膀胱五腑，三焦不属于五脏，是"外腑"，其"有名无形"，故腑只有五。

（2）脏六：肾有两脏，左为肾，右为命门，五脏加上命门共为六脏，故"脏有六"。

2. 命门的重要生理功能

精神之所舍——精气和神明所藏舍之处。

男子以藏精，女子以系胞——为先天之本，主持生殖功能。

命门与肾的关系——其气与肾通（两者相通共用，密切相关）。

本难论命门的生理功能，对命门的重要性做了强调，是后世"肾为先天之本"这一理论的学术渊源，其所论与三十六难基本相同，可互参。

【意义与发挥】

1. 本难意义

"命门"一词，首见于《内经》，《灵枢·根结》谓："太阳根于至阴，结于命门，命门者，目也。"命门指目（或谓眼旁之睛明穴）而言，并不列为一脏。《内经》在某些地方亦有六脏之说，如《素问·灵兰秘典论》即把膻中——心包络列为一脏而与其他脏腑合称为"十二官"。《内经》虽然没有命门这一脏，但对与命门有关的肾的功能是有明确认识的，《难经》将命门的功能从肾藏里分出来，是对元气及肾为先天之本的强调和重视。

本难与三十六难把命门列为一脏，认为脏有六，并提出左肾右命门之说，故命门学说实为《难经》所首创。这一学说为后世命门学派所继承、发挥，成为中医藏象学说的重要内容之一，并对临床上补肾温阳法的运用产生重要影响。

2. 命门学说的争鸣与认识

和三焦一样，命门并没有一个实质的形脏，所以，后世关于"命门"的实质也有不同见解，争鸣甚剧，兹介绍其要者如下。

（1）右肾命门说：此说为《难经》所首创，后世不少医家赞同此说，如《脉诀琼璜·脉赋》谓："肾有两枚，分居两手尺部，左为肾，右为命门。"滑寿的《难经本义》、李梴的《医学入门》等均持此说。

（2）包络命门说：程知的《医经理解》认为心包络不是指心的外围组织即"膻中"，而是指胞宫，胞宫"其络下联于两肾，而上属于心，故谓之心包络"；"命门为藏精系包之处，则命门之为包门无疑矣，又名子户，又名子宫，又名血室，道家谓之丹田，又谓之玉房……以其为生之门，死之门，故谓之命门，故命门即包门也"。

（3）肾间命门说：赵献可的《医贯》、吴崑的《黄帝内经素问吴注》、汪昂的《素灵类纂约注》及张景岳的《类经附翼》等均持此说。赵献可、吴崑等根据《内经》"七节之旁，中有小心"之说，认为命门即"小心"，位于脊柱自下向上倒数第七椎（自上而下第十四椎）处，正对两肾中间。张景岳更认为命门即子宫之门户，"为水火之府，为阴阳之宅，为精气之海，为死生之窦"。

（4）动气命门说：孙一奎的《医旨绪余》认为"命门乃两肾中间之动气，非水非火，乃造化之枢机，阴阳之根蒂，即先天之太极，五行由此而生，脏腑继之以成"。

从以上各家关于命门的见解可见：虽然不少人不赞同《难经》"左肾右命门"之说，但对其所言命门为"诸精神之所舍，原气之所系，男子以藏精，女子以系胞"之重要生理功能，均已认可，并加以发挥，命门学说和临床上补肾温阳法亦因此得到充实、发扬和提高。

💡 **复习思考题**

为什么本难说"腑五脏六"，而三十八难却说"腑六脏五"？

四十难

【提要】

本难从"金生于巳""水生于申"的理论说明"鼻知香臭，耳反闻声"的道理。

【原文】

四十难曰：经言肝主色，心主臭，脾主味，肺主声，肾主液。鼻者，肺之候[1]，而反知香臭；耳者肾之候，而反闻声，其意何也？

然：肺者，西方金也，金生于巳[2]，巳者南方火也。火者心，心主臭，故令鼻知香臭。肾者，北方水也。水生于申[2]，申者西方金，金者肺，肺主声，故令耳闻声。

【注释】

[1] 候：外候。五脏上关于七窍，故七窍为其外候。

[2] 金生于巳，水生于申：根据"地支三合"理论，申子辰合水，寅午戌合火，巳酉丑合金。五行对应十二地支有"长、旺、墓"三种状态，代表事物的盛衰变化，而最后都归"辰、戌、丑、未"代表归土，亦代表五行中四维围绕中土而运。如水长于申，旺于子，墓于辰；金长于巳，旺于酉，墓于丑。

【经文分析】

1. 金生于巳，水生于申

按五行术数理论，五行配十二地支（辰），各有"生（长）、壮（旺）、终（墓，死）"之时（图6），其中金生于巳，壮于酉，死于丑；水生于申，壮于子，死于辰。

本难认为，由于肺为西方金，但它生于巳，巳是南方火，火为心，心主臭，所以，令肺之所合鼻能闻香臭；肾为北方水，但它生于申，申是西方金，金为肺，

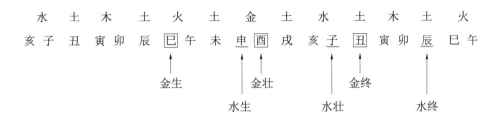

图6 金和水的生、壮、终时

肺主声，所以，令肾之所合耳能听声音。

2. "鼻闻耳听"的机制

鼻为肺窍，肺主声（四十九难），何以鼻不闻声反知香臭？耳为肾窍，肾主液（四十九难），何以耳能闻声？本难从五脏相生的功能关系说明，即明确五脏所主与其所感受的不同，如：

鼻为肺窍，肺属金，金生于巳，巳属南方火，于脏为心，心主臭，故鼻能闻香臭。

耳为肾窍，肾属水，水生于申，申属西方金，于脏为肺，肺主声，故耳能闻声。

【意义与发挥】

五脏主声、色、臭、味、液是其一方面功能，五脏与七窍的相关关系及七窍的生理功能，又是另一方面的问题，两者无必然联系，本难从五行术数角度作解释，固然反映其对疑难问题的探讨，但不免显得牵强附会。

四十一难

【提要】

本难从肝属东方木，于时为春的阴阳五行属性，说明其有两叶的原因。

【原文】

四十一难曰：肝独有两叶，以何应[1]也？

然：肝者，东方木也；木者，春也。万物始生，其尚幼小，意无所亲[2]，去太阴尚近，离太阳不远[3]，犹有两心[4]，故有两叶，亦应木叶也。

【注释】

[1] 以何应："以"，同"与"。意谓：与……相应。

[2] 意无所亲：谓处于两可状态，对阴或阳尚无特别亲近者。

[3] 去太阴尚近，离太阳不远："太阴"与"太阳"相对。"太阴"指阴气隆盛的冬季；"太阳"指阳气隆盛的夏季。

[4] 犹有两心：指去隆冬尚近，离盛夏不远，既未完全脱离阴，亦未完全进入阳，处于阴阳之间，与前"意无所亲"同义。

【经文分析】

肝有两叶，其形态结构在五脏中有其特殊之处，本难认为其原因如下。

（1）从五行角度来说，肝属木，配东方、春天，为万物始生而尚幼小之际，如树木种子萌芽之象，故有两叶。

（2）从四时阴阳角度来说，肝为阴中之少阳，于时为春，去冬天（阴中之太阴）尚近，离夏天（阳中之太阳）不远，既未全离阴，又未全入阳，徘徊其间，意无所亲，犹有两心，故有两叶。

【意义与发挥】

本难针对肝的形态结构特点，运用取象比类方法，从阴阳五行角度做出说明。

类比法是古代常用的研究方法，它通过类比中介，以某一事物来推论说明另一事物，是一种特殊的研究方法。

💡**复习思考题**

为什么肝独有两叶？

四十二难

【提要】

本难论人体脏腑的解剖及功能。

【原文】

四十二难曰：人肠胃长短，受水谷多少，各几何？

然：胃大一尺五寸，径五寸，长二尺六寸，横屈，受水谷三斗五升，其中常留谷二斗，水一斗五升。小肠大二寸半，径八分分之少半[1]，长三丈二尺，受谷二斗四升，水六升三合合之大半。回肠[2]大四寸，径一寸寸之少半，长二丈一尺，受谷一斗，水七升半。广肠[3]大八寸，径二寸半，长二尺八寸，受谷九升三合八分合之一。故肠胃凡长五丈八尺四寸，合受水谷九斗二升一合合之大半。此肠胃长短，受水谷之数也。

肝重四斤四两，左三叶，右四叶，凡七叶，主藏魂。心重十二两，中有七孔三毛，盛精汁三合，主藏神。脾重二斤三两，扁广三寸，长五寸，有散膏半斤，主裹血，温五脏，主藏意。肺重三斤三两，六叶两耳，凡八叶，主藏魄。肾有两枚，重一斤一两，主藏志。

胆在肝之短叶间，重三两三铢[4]，盛精汁三合。胃重二斤二两，纡曲屈伸，长二尺六寸，大一尺五寸，径五寸，盛谷二斗，水一斗五升。小肠重二斤十四两，长三丈二尺，广二寸半，径八分分之少半，左回叠积十六曲，盛谷二斗四升，水六升三合合之大半。大肠重二斤十二两，长二丈一尺，广四寸，径一寸寸之少半，当脐右回十六曲，盛谷一斗，水七升半。膀胱重九两二铢，纵广九寸，盛溺九升九合。

口广二寸半，唇至齿长九分，齿以后至会厌，深三寸半，大容五合。舌重十两，长七寸，广二寸半。咽门重十两，广二寸半，至胃长一尺六寸。喉咙重十二两，广二寸，长一尺二寸，九节。肛门重十二两，大八寸，径二寸大半，长二尺八寸，受谷九升三合八分合之一。

【注释】

[1] 少半：即"小半"，三分之一为小半，三分之二为大半。

[2] 回肠：即大肠，与现代所指的小肠下段为回肠不同。

[3] 广肠：即大肠末段，即现代解剖学所称的乙状结肠和直肠。

[4] 铢：古代重量单位，二十四铢为一两。

【经文分析】

本难记述了人体脏腑解剖的大小尺寸、重量、容积、形状及其主要生理功能，是中医及中国古代医学解剖的重要篇章。本难有关肠胃、口咽、脏腑解剖的内容也见于《灵枢·肠胃》《灵枢·平人绝谷》等篇，因此，是对《内经》内容的进一步确认与强化。

本难之度量衡当为汉制，汉制（西汉末至东汉初）与现代度量衡的转换为：1 升 = 10 合 ≈ 200 毫升，1 斤 = 16 两 ≈ 250.3 克，1 尺 = 10 寸 ≈ 23～24 厘米。这里记载的消化系统各器官大小长度与现代解剖数据基本一致，对五脏某些特征的解剖记载也很客观和形象。

本难明确提出了五脏与精神活动的关系：肝藏魂，心藏神，脾藏意，肺藏魄，肾藏志。其目的是将解剖实体与藏象功能联系起来，而本难提出"脾主裹血"之说，也是后世"脾统血"的理论渊源。

【意义与发挥】

本难关于消化系统各器官大小长度的记载，虽然古今度量衡制度不同，但其比例与现代解剖数据基本一致，说明古人确实做过相当精确的解剖实验。但关于五脏的解剖记载则有些不甚准确，而脏腑形质与功能的联系也不可能像现在这样清楚、明确，这是古代认识水平的局限，不能因此否定中医对脏腑解剖或功能的认识。

复习思考题

说明五脏所藏之五神。

四十三难

【提要】

本难说明人不食饮七日而死的道理。

【原文】

四十三难曰：人不食饮，七日而死者，何也？

然：人胃中常留谷二斗，水一斗五升。故平人日再至圊[1]，一行二升半，一日中五升，七日，五七三斗五升，而水谷尽矣。故平人不食饮七日而死者，水谷津液俱尽，即死矣。

【注释】

[1] 圊：同"厕"。

【经文分析】

本难指出人不食、饮七日而死的原因，是胃中所存留的水谷津液已经消耗竭尽而得不到补充，即人水谷竭尽而死，这一观点也反映了人以胃气和水谷为本的思想。

【意义与发挥】

本难与《灵枢·平人绝谷》篇所论道理一致，但它更清晰地告诉读者，胃肠所留的水谷精微是有限的，一旦耗尽，而又得不到补充，人的生命就难以维持。因此，它也是脾胃后天之本思想的一个补充。

💡 复习思考题

为什么"人不食饮，七日而死"？

四十四难

【提要】

本难指出消化道中的七个冲要门户。

【原文】

四十四难曰：七冲门[1]何在？

然：唇为飞门[2]，齿为户门，会厌[3]为吸门，胃为贲门[4]，太仓[5]下口为幽门[6]，大肠、小肠会为阑门[7]，下极为魄门[8]，故曰七冲门也。

【注释】

[1] 七冲门："冲"交通要道。"七冲门"，指消化系统中七个冲要、门户。

[2] 飞门："飞"为"扉"的通假字，"扉"为外门之户扇，唇为口之最外层门户，故名。

[3] 会厌：解剖部位，位于舌骨后、咽喉上方，形如树叶的组织，呼吸时盖于食道上口，进食吞咽时盖于气管上口，能隔阻食物或气体，使不误入气管或食道。

[4] 贲门："贲"同"奔"，贲门位于胃上口，食物由此奔入胃中，故名。

[5] 太仓：储藏粮食的国库称"太仓"，此处指胃。

[6] 幽门：胃下口与十二指肠连接处，所处位置幽隐，故名。

[7] 阑门："阑"为"栏"的通假字，即门栏。阑门为大小肠交界处，下有小盲管，即阑尾。阑门分隔大小肠，使大肠之糟粕不上涌至小肠。

[8] 魄门："魄"为"粕"的通假字。魄门即肛门，糟粕化成粪便由此排出体外，故名。

【经文分析】

唇——飞门。为口腔之最外部位，能阻挡外物，不致内犯伤害口齿，咀嚼食物时又能约束饮食物，不致溢出口外。

齿——户门。既有咀嚼功能，亦能隔阻口腔与外界，保护口腔。

会厌——吸门。分隔气管（喉）与食道（咽），使气体、饮食物各循其道进入体内，不致混流。

胃上口——贲门。食物由此奔流入胃，胃消化食物时则关闭以约束食物，使不上逆于食道而致呕吐。

太仓（胃）下口——幽门。位于胃与十二指肠交界处，食物在胃中消化时则关闭以防未经胃消化的食物进入十二指肠，食糜进入十二指肠后，亦关闭以防返流至胃。

大小肠交会处——阑门。分隔大小肠，使未经小肠吸收之食物不致进入大肠，大肠中之糟粕亦不致上逆小肠。

下极——魄门（肛门）。按时启闭，使粪便糟粕能有规律地排出体外。

七冲门是消化的七个冲要之处，其功能正常是饮食物正常纳入、消化、吸收、糟粕和代谢产物正常排出体外的保证。

【意义与发挥】

本难从功能角度形象地命名消化道的七个重要解剖部位，其中不少命名，如贲门、幽门、会厌等，仍为现代解剖学所沿用。《难经》七冲门的记载，不只是解剖学的意义，如《素问·五脏别论》所说："魄门亦为五脏使。"即本难亦说明七冲门均与五脏功能有关，根据《内经》的思想，七冲门亦当为五脏使。

复习思考题

何谓七冲门？各位于何处？

四十五难

【提要】

本难论八会穴的名称及主治功能。

【原文】

四十五难曰：经言八会者，何也？

然：腑会太仓[1]，脏会季胁[2]，筋会阳陵泉[3]，髓会绝骨[4]，血会膈俞[5]，骨会大杼[6]，脉会太渊[7]，气会三焦[8]。热病在内，取其会之气穴也。

【注释】

[1] 太仓：胃之别称，此处特指中脘穴，在腹中线，脐上四寸，属任脉。

[2] 季胁：章门穴之别名，在十一肋游离端稍下处，属足厥阴肝经。

[3] 阳陵泉：腧穴名，在腓骨小头前下方凹陷中，属足少阳胆经。

[4] 绝骨：悬钟穴别名，在外踝上三寸，腓骨后缘，属足少阳胆经。

[5] 膈俞：腧穴名，在第七胸椎棘突下，左右旁开各 1.5 寸处，属足太阳膀胱经。

[6] 大杼：腧穴名，在第一胸椎棘突下，左右旁开各 1.5 寸处，属足太阳膀胱经。

[7] 太渊：腧穴名，在手掌侧腕横纹桡侧端，桡动脉侧凹陷中，属手太阴肺经。

[8] 三焦：此处指三焦之气所聚会的膻中穴，在前正中线平两乳头连线处，属任脉。据《史记正义》，去"外一筋直两乳内也"。

【经文分析】

1. 八会穴的名称

八会穴为人体脏、腑、筋、骨、髓、脉、气、血之精气所汇聚之处，其相应的腧穴如下。

　腑会——太仓（中脘）

　脏会——季胁（章门）

　筋会——阳陵泉

　髓会——绝骨（悬钟）

　血会——膈俞

　骨会——大杼

　脉会——太渊

　气会——三焦（膻中）

2. 八会穴的针刺治疗作用

治"热病在内"——主治相应脏腑气血骨髓筋脉之热病证。

【意义与发挥】

《难经》首次提出八会穴的概念，指出这些腧穴与相应脏腑组织的关系及其主治功能。这些穴位为针灸临床上所常用的特定穴，临床运用广泛，不止可以治疗相应脏腑气血的热证，即热病代指的是相应组织的各种病证，因此，对属于脏、腑、气、血、骨、髓、筋、脉的病证均可选用（如血证取膈俞、筋病取阳陵泉，等等），对现代针灸临床仍有指导意义。

复习思考题

说明八会穴的名称及主治功能。

四十六难

【提要】

本难说明"老人卧而不寐，少壮寐而不寤"的道理。

【原文】

四十六难曰：老人卧而不寐[1]，少壮寐而不寤[2]者，何也？

然：经言少壮者，血气盛，肌肉滑，气道通，营卫之行不失于常，故昼日精[3]，夜不寤。老人血气衰，肌肉不滑，营卫之道涩，故昼日不能精，夜不能寐也，故知老人不得寐也。

【注释】

[1] 寐：睡眠。

[2] 寤：觉醒。

[3] 精：精爽，精神充沛。

【经文分析】

本难承袭《内经》的思想，提出：

少壮之人：血气盛，肌肉滑，气道通，营卫之行不失其常——昼日精，夜不寤。

老年人：血气衰，肌肉不滑，营卫之道涩——昼日不能精，夜不得寐。

【意义与发挥】

本难与《灵枢·营卫生会》所论睡眠与营卫的关系一致，是对《内经》理论的继承，即认为，寤寐决定于营卫气血的盛衰和运行通利与否，因为这个理论很重要，故本难再次提出。通过《内经》《难经》的认识，提示临床上治疗不寐病，或与睡眠有关的病证，可以运用调和营卫法，或需要考虑营卫运行的情况。

💡 复习思考题

说明寤寐与营卫气血的关系。

四十七难

【提要】

本难说明面部独能耐寒的机制。

【原文】

四十七难曰：人面独能耐寒者，何也？

然：人头者，诸阳之会[1]也，诸阴脉[2]皆至颈、胸中而还，独诸阳脉皆上至头耳，故令面耐寒也。

【注释】

[1] 诸阳之会：诸阳经所交会、聚会之处。诸阳经指手足三阳经。
[2] 诸阴脉：指手足三阴经。

【经文分析】

本难指出，人的面部之所以能耐寒，是因为头面部是手足三阳经交会、聚集之处。从经脉运行和分布部位看，"手之三阳，从手走头；足之三阳，从头走足"（《灵枢·逆顺肥瘦》），由于诸阳经皆会聚于头，故头面部之阳气最充盛，因此，能抵抗阴寒邪气的侵犯，而呈现"首面独耐寒"的生理特点。

【意义与发挥】

本难系秉承《内经》之说而立论，《灵枢·邪气脏腑病形》说："十二经脉，三百六十五络，其气血皆上于面而走空窍……其气之津液皆上熏于面，而皮又厚，其肉坚，故天气甚寒不能胜之也。"但本难主要从手足三阳经脉皆会集于头部，故面部能得阳气之充分温煦说明其机制，盖因阳气有温养机体、抗御寒邪的功能故也。但三阴经虽然至胸颈而还，其支脉别络亦上走头面，其气血对头面亦有温养作用，不能忽视。

现代生理学研究表明，人的头部是能量代谢最快的部位，如果在寒冬室外，头部散发的热量是人体全部散热的一半还多。因此，本难的意义在于提出"头为诸阳之会"的观点，这一理论对后世中医治疗头部疾病有很大的指导意义。

💡 **复习思考题**

为什么首面独能耐寒？

第四章

疾病

　　疾病辨识的重点在阴阳虚实，《难经》首论疾病虚实，然后，论述积聚、五脏积、伤寒、泄泻、头心痛、狂癫等，它以五脏、脉法等对这些病的证候进行梳理。《难经》还论述了病因病机分析方法，提出正经自病、五邪所伤、疾病传变，以及虚邪、实邪、正邪、微邪、贼邪等重要病因分析的观点，并指出要四诊合参，以及全面认识疾病真相的方法。

四十八难

【提要】

本难从脉象、证候、诊候三方面说明疾病的虚实辨证。

【原文】

四十八难曰：人有三虚三实，何谓也？

然：有脉之虚实，有病[1]之虚实，有诊[2]之虚实也。脉之虚实者，濡者为虚，紧牢者为实。病之虚实者，出者为虚，入者为实[3]；言者为虚，不言者为实[4]；缓者为虚，急者为实[5]。诊之虚实者，濡者为虚，牢者为实[6]；痒者为虚，痛者为实[7]；外痛内快[8]，为外实内虚；内痛外快[9]，为内实外虚，故曰虚实也。

【注释】

[1] 病：指病证，即疾病所表现出来的证候。

[2] 诊：诊候，即医生通过一定的诊病手段和技巧而诊查到的病候。

[3] 出者为虚，入者为实：出：指体内的精气外耗。入：指外来的邪气入侵体内。

[4] 言者为虚，不言者为实：言者，絮絮多言，表明脏气虚，精气脱。不言，神志昏乱而不语，表明气闭邪实，外邪内攻，入郁于内。

[5] 缓者为虚，急者为实：缓，指发病缓，病程久。急，指发病急，病程短。

[6] 濡者为虚，牢者为实：濡，肌肤濡软；牢，肌肤坚紧。此处指医者用手触摩、按压病位时的感觉。

[7] 痒者为虚，痛者为实：痒和痛在心理学里只是刺激程度（量）的区别，这里应理解为痒是指疼痛喜按，痛是指疼痛拒按。

[8] 外痛内快：指按诊时病人觉得体表疼痛（轻按）但内部舒服（重按）。

[9] 内痛外快：指按诊时病人觉得疼痛在体内（重按），外表没有疼痛感觉（轻按）。

【经文分析】

虚实是中医八纲（阴、阳、表、里、寒、热、虚、实）辨证中的重要一环，由此确定治疗方法。本难从脉象、病证和诊候三个方面来论述，实际上是要求医者在辨证中要把病人的主诉症状、临床表现与切脉、查体等结合起来，综合分析后做出正确的判断，以决定或攻或补的治疗方针。

脉（象）之虚实：濡（软弱无力）者为虚，紧牢（坚紧牢实）者为实。

病（证）之虚实：出者（内伤，消耗）为虚，入者（外感，受邪）为实。

言者（反复多言，语声低微不清）为虚，不言者（神昏不语）为实。

缓者（发病缓、病程长）为虚，急者（起病急、病程短）为实。

诊（候）之虚实：濡（濡软）者为虚，牢（坚硬）者为实。

痒（喜按）者为虚，痛（拒按）者为实。

虚实的病位（表里）：外痛内快——外实内虚，内痛外快——内实外虚。

【意义与发挥】

1. 本难意义

（1）指出虚证、实证的辨证要点。

（2）提示四诊合参的重要性（脉、病、诊实际包括了四诊的内容）。

2. 临证运用

虚实证的表现是多方面的，病机亦常复杂多变。本难仅是举例而已，如表实里虚、里实表虚，或虚中夹实、实中夹虚、本虚标实、本实标虚，或由虚转实、由实转虚等，临床应全面分析，灵活应用。即医者在掌握这一辨证原则的基础上，应综合四诊资料，全面分析。如《医学心悟》说："一病之虚实，全在有汗与无汗，胸腹胀痛与否，胀之减与不减，痛之拒按与喜按，病之新久，禀之厚薄，脉之虚实以分之。"

复习思考题

如何从脉象、病证、诊候等方面诊断疾病之虚实？

四十九难

【提要】

本难论"正经自病"和"五邪所伤"的病因、病候。

【原文】

四十九难曰：有正经自病[1]，有五邪所伤[2]，何以别之？

然：经言忧愁思虑则伤心；形寒饮冷则伤肺；恚怒[3]气逆，上而不下则伤肝；饮食劳倦则伤脾；久坐湿地，强力入水[4]则伤肾。是正经之自病也。

何谓五邪？

然：有中风[5]，有伤暑，有饮食劳倦，有伤寒，有中湿。此之谓五邪。

假令心病，何以知中风得之[6]？

然：其色当赤。何以言之？肝主色，自入[7]为青，入心为赤，入脾为黄，入肺为白，入肾为黑。肝邪入心，故知当赤色。其病身热，胁下满痛，其脉浮大而弦。

何以知伤暑得之？

然：当恶焦臭。何以言之？心主臭，自入为焦臭，入脾为香臭，入肝为臊臭，入肾为腐臭，入肺为腥臭。故知心病伤暑得之也，当恶焦臭。其病身热而烦，心痛，其脉浮大而散。

何以知饮食劳倦得之？

然：当喜苦味也。虚为不欲食，实为欲食。何以言之？脾主味，入肝为酸，入心为苦，入肺为辛，入肾为咸，自入为甘。故知脾邪入心，为喜苦味也。其病身热而体重，嗜卧，四肢不收，其脉浮大而缓。

何以知伤寒得之？

然：当谵言妄语。何以言之？肺主声，入肝为呼，入心为言，入脾为歌，入肾为呻，自入为哭。故知肺邪入心，为谵言妄语也。其病身热，洒洒[8]恶寒，甚则喘咳，其脉浮大而涩。

何以知中湿得之？

然：当喜汗出不可止。何以言之？肾主液，入肝为泣，入心为汗，入脾为涎，入肺为涕，自入为唾。故知肾邪入心，为汗出不可止也。其病身热而小腹痛，足胫寒而逆，其脉沉濡而大。此五邪之法也。

【注释】

［1］正经自病：《难经经释》曰："正经，本经也。"正经，即十二经脉，与奇经相对而言。由于十二经脉内属于脏腑，本难"正经"特指五阴经各经及其所属的相应脏腑。自病：指病邪伤及某脏，某脏直接发病，并非由他脏受病后传变而来者。

［2］五邪所伤：五邪，指风、寒、暑、湿、饮食劳倦等五种致病因素（邪气）。该五种邪气通应于五脏中的一脏，五脏直接受其相通应之邪气所伤，称为"正经自病"或"自入"，五邪所伤则指五脏受该五种邪气的间接伤害（由他脏受病后传变而来或与他脏一同受病）。

［3］恚怒：恚，愤怒。恚怒为同义复词。

［4］强力入水：强力，力不胜任而勉强用力过度，如房事过度，或负持重物过重、过久等。强力入水，指勉强用力过度而入水沐浴或受雨湿淋渍。勉强用力过度则肾气浮动，此时易为水湿所伤（中湿）。

［5］中风：中，及伤及的意思。中风，指被风邪所伤。

［6］心病，何以知中风得之：按照五行学说，五邪与五脏相通，某邪主要侵犯同属性的某脏，如风邪伤肝，暑邪伤心，饮食劳倦伤脾，寒邪伤肺，湿邪伤肾。但五邪侵犯人体，既可侵犯相通之脏，又可侵犯他脏，表现为肝病主证，又伴有心病症状，这时可能是肝心同病或肝病传心，即探讨五藏邪气相互干犯所导致的病变。以下四节同。

［7］自入：与本脏相通应之邪气（如风气通于肝、暑气通于心等）侵犯本脏，称"自入"。

［8］洒洒：恶寒之状，同"洒淅"。

【经文分析】

1. 正经自病

所谓正经自病是指邪气内伤脏气，本脏精气受伤，气机失常而致病。包括以下几种。

忧愁思虑——伤心（七情内伤心神）

形寒饮冷——伤肺（肺恶寒）

恚怒气逆，上而不下——伤肝（怒则气逆，肝气上逆则木失疏泄）

饮食劳倦——伤脾（脾主运化水谷，脾主四肢肌肉）

久坐湿地，强力入水——伤肾（湿气通于肾；肾主骨，强力过度则骨气扰动而易为水湿所伤）

2. 五邪所伤

风、寒、暑、湿及饮食劳倦五邪各伤本脏，本脏受病后传与他脏而致病者为"五邪所伤"。

辨别方法：按五行归类法（五脏与声、色、臭、味、液对应的关系）进行辨证分析。下面以心受邪为例。

中风（肝邪干心）：风气通于肝，肝主色（见四十难），自入为青，入心为赤，入脾为黄，入肺为白，入肾为黑。故心受风邪所伤可出现色赤（肝、心）、身热（心）、胁下满痛（肝）、其脉浮大（心）而弦（肝）等病候。

伤暑（自入）：暑气通于心，心主臭，自入为焦臭，入肝为臊臭，入脾为香臭，入肺为腥臭，入肾为腐臭。故心受暑邪所伤可出现恶焦臭、身热而烦、心痛、其脉浮大而散等病候（均为心经病候）。

饮食劳倦所伤（脾邪干心）：饮食劳倦伤脾，脾主味，入肝为酸，入心为苦，入肺为辛，入肾为咸，自入为甘。故心为饮食劳倦所伤可出现喜苦味（脾、心）、身热（心）而体重嗜卧（脾）、四肢不收（脾）、其脉浮大（心）而缓（脾）等病候。

伤寒（肺邪干心）：寒气通于肺，肺主声，入肝为呼，入心为言，入脾为歌，入肾为呻，自入为哭。故心为寒邪所伤可出现谵言妄语（肺、心）、身热（心）、洒洒恶寒（肺）、甚则喘咳（肺）、其脉浮大（心）而涩（肺）等病候。

中湿（肾邪干心）：湿气通于肾，肾主液，入肝为泣，入心为汗，入脾为涎，入肺为涕，自入为唾。故湿邪伤心可出现汗出不可止（肾、心）、身热（心）而小腹痛（肾）、足胫寒而逆（肾）、其脉沉濡（肾）而大（心）等病候。

【意义与发挥】

1. 本难意义

（1）说明病因与五脏的病理对应关系（正经自病）：五脏各有其生理、病理特点，故各类病因对不同脏腑有其特殊的易感性，因而亦提示脏腑辨证与病因辨证之间的关联关系。本难是对《灵枢·百病始生》"病生于阴"的补充完善，使这种脏腑与病因对应的发病关系，更能指导临床辨证论治。

（2）指出同一病因，可影响不同脏腑（如风邪可伤肝、心、脾、肺、肾各脏），不同病因，亦影响同一脏腑（如五邪均可伤心），提示必须用发展变化的观点灵活看待病因与脏腑之间的关系以及五脏之间的病理传变。

（3）运用五行学说以分析病机，归纳诊候。这一方法对疾病的诊断（特别是脏腑辨证），有一定参考价值，但要注意不可拘泥。

2. 色、臭、味、声、液与脉象及症状结合辨证

本难提出的色、臭、味、声、液（四十难）等异常变化和五脏病候脉象合参以辨别脏腑病证，是从肝主色，心主臭，脾主味，肺主声，肾主液来论证，但临床应灵活应用。如肝主色，故肝病从色辨，五邪伤肝，都要重辨色，但同样，若脾邪干心，是否也会有面色黄的改变呢？换作其他脏腑受病，其色、臭、味、声、液的改变又会怎样？这些都是临证需要把握的辨治信息。

复习思考题

1. 什么叫正经自病？什么叫五邪所伤？两者的病机有何不同？
2. 根据本难，如何进行五脏辨证？

五十难

【提要】

本难用五行生克关系，说明五邪的名称及其为病。

【原文】

五十难曰：病有虚邪，有实邪，有贼邪，有微邪，有正邪，何以别之？

然：从后来者为虚邪[1]，从前来者为实邪[2]，从所不胜来者为贼邪[3]，从所胜来者为微邪[4]，自病者为正邪[5]。何以言之？假令心病，中风得之为虚邪，伤暑得之为正邪，饮食劳倦得之为实邪，伤寒得之为微邪，中湿得之为贼邪。

【注释】

[1] 从后来者为虚邪：按五行相生关系，"后"指生我者，故"从后来者"指从生我（我之母）之脏传来之病邪。"母能令子虚"，故称"从后来者为虚邪"。

[2] 从前来者为实邪：按五行相生关系，"前"指我所生者，故"从前来者"指从我所生（我之子）之脏所传来的病邪。"子能令母实"，故称其为"实邪"。

[3] 从所不胜来者为贼邪："所不胜"指我所不胜，即克我者，从克我之脏传来之病邪，对我贼害较甚，故称其为"贼邪"。

[4] 从所胜来者为微邪："所胜"指我所克之脏。我所能克胜之脏，其气受制于我，故从其脏所传来之病邪对我之危害亦较轻微，因而称其为"微邪"。

[5] 自病者为正邪：伤于与本脏相通应之邪气者为"自病"，即四十九难所称"自入"。伤于与本脏相通应的邪气，为正经自病，故称为"正邪"。

【经文分析】

1. 五脏受病有"五邪"之别

本难系按五行生克关系将五脏间病邪的不同传变方式称为虚邪、实邪、贼邪、微邪和正邪，是对四十九难所说五邪所伤的进一步分析，五邪由于其传变情况

（顺序）的不同，而导致疾病预后不一样（图7），因此，需要区分及在辨证治疗中把握。

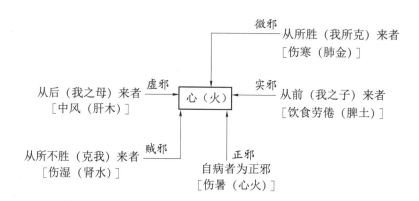

图7　五脏间病邪传变的不同名称

【意义与发挥】

1. 本难意义

说明不同病因对同一脏腑的致病作用及所致疾病的严重性不同。

2. 与《内经》区别

本难所言之"虚邪"（从后来者）与《内经》所言虚邪不同。《内经》所言"虚邪贼风"乃指乘虚袭人，致病作用强烈者，不可混同。

3. 五邪的名称及其为病

本难就四十九难提出的风、寒、暑、湿、饮食劳倦五邪进一步以五行生克的关系加以区别分为虚邪、实邪、贼邪、微邪、正邪。虽只言心病，仅是五脏之一举例，其他四脏可类推。

🔍 **复习思考题**

如何区分病因上之"五邪"？

五十一难

【提要】

本难讨论如何从病人对环境的喜恶区别诊断脏病和腑病之阴阳虚实。

【原文】

五十一难曰：病有欲得温[1]者，有欲得寒者，有欲得见人[2]者，有不欲得见人者，而各不同，病在何脏腑也？

然：病欲得寒，而欲见人者，病在腑也；病欲得温，而不欲见人者，病在脏也。何以言之？腑者阳也，阳病欲得寒，又欲见人；脏者阴也，阴病欲得温，又欲闭户独处，恶闻人声。故以别知脏腑之病也。

【注释】

[1] 欲得温：即喜温恶凉。同样，欲得寒是指喜凉恶热。

[2] 欲得见人：即外向、活跃、不安静，或伴躁扰、多言。

【经文分析】

腑属阳，阳病多实证、热证，故病在腑多为阳证、实证、热证，病人常表现为欲得寒，欲见人。如渴喜冷饮，弃衣揭被，伸展平卧，面朝外，多言呼叫等。

脏属阴，阴病多属虚证、寒证，故病在脏多为阴证、虚证、寒证，病人常表现为欲得温，不欲见人，即喜热饮，喜温按，屈曲踡卧，闭户独处，向隅而卧，恶闻人声等。

【意义与发挥】

1. 本难意义

从病人的喜恶来区别脏病、腑病，这和第四难以脉象迟数来区别脏病、腑病一样，都是以阴阳学说举例而言。腑属阳，脏属阴，故上述病人对环境喜恶表现是判断阴证、阳证的重要依据，本难的临床意义亦在此。

2. 关于"欲见人""不欲见人"

《素问·阳明脉解》曰："足阳明之脉病，恶人与火。"足阳明之脉属阳、腑，恶火与本难病欲得寒，病在腑相一致，但恶人却与本难"欲得见人"相矛盾。《素问·阳明脉解》接着说："帝曰：其恶人何也？岐伯曰：阳明厥则喘而惋，惋则恶人。帝曰：或喘而死者，或喘而生者，何也？岐伯曰：厥逆连脏则死，连经则生。"《素问悬解》注："三阳以阳明为长，其血气最盛，风寒客之，闭其皮毛，则阳郁而发热，热甚则恶火，以其助热也。阳明以下行为顺，阳明厥逆，胃口填塞，肺气壅阻，则喘促烦乱，是以恶人，以其助烦也。惋，懊侬烦乱也。厥逆连脏，则气闭而死，连经则经闭而脏通，是以生也。"

复习思考题

如何从病人对环境的喜恶诊断病之在脏、在腑？

五十二难

【提要】

本难对体内积聚类疾病，以脏腑的阴阳属性和阴静阳动的特点，根据其病状不同，鉴别其在脏、在腑之不同，实即说明癥瘕积聚的病状及病机不同。

【原文】

五十二难曰：脏腑发病，根本^[1]等不？

然：不等也。

其不等奈何？

然：脏病者，止而不移，其病不离其处；腑病者，仿佛贲响^[2]，上下行流，居处无常。故以此知脏腑根本不同也。

【注释】

［1］根本：始末起止，此处指病变的内部情况。

［2］彷佛贲响：彷佛：同"仿佛"，似有似无，捉摸不定的意思。贲响：贲同"奔"，指气在腹中奔行而有响声。

【经文分析】

从脏腑发病不同，论述癥瘕积聚的病状与发病机制。

1. 脏腑阴阳动静各异，病症表现不同

脏属阴，腑属阳。阳动阴静，阳化气，阴成形。故体内结块类疾病，其属脏者，有止而不移，其病不离其处（病位固定，肿块大小形状不变，移动性小）的特点。其属腑者，则有仿佛贲响，上下行流，居无常处（似有似无，捉摸不定，游移不居）的特点。

2. 后世对腹中结块的分类

后世将腹中结块疾病称为癥瘕或积聚，其中"癥"或"积"属脏病、血分病；"瘕"或"聚"属腑病、气分病。上述证候特点，是鉴别癥、积与瘕、聚的要点。

【意义与发挥】

文中称脏病腑病，实际上是指癥瘕积聚而言。癥和积都是固定而有形的肿块，瘕与聚有时按之似乎有形，但无固定的部位，时有时无，实际上是无形之气的聚集和消散。因脏属阴主静，故癥积为脏病；腑属阳主动，故瘕聚为腑病。本难与五十五难，均指出癥瘕积聚的不同病机特点及鉴别要点，应相互参考理解，此难为后世有关癥瘕积聚的辨证论治奠定了理论基础。

复习思考题

癥（积）与瘕（聚）的病变表现有何不同？与脏腑的关系如何？

五十三难

【提要】

本难从五行相生相克理论出发，论证五脏病"七（次）传"和"间脏"两种不同疾病传变情况和预后。

【原文】

五十三难曰：经言七传者死[1]，间脏者生[2]，何谓也？

然：七传者，传其所胜也。间脏者，传其子也。何以言之？假令心病传肺，肺传肝，肝传脾，脾传肾，肾传心，一脏不再伤，故言七传者死也。间脏者，传其所生也。假令心病传脾，脾传肺，肺传肾，肾传肝，肝传心，是母子相传，竟[3]而复始，如环无端，故曰生也。

【注释】

[1] 七传者死："七传"当是"次传"之误，《说文·欠部》："次读如漆。"又漆亦假作七，故古"七""次"相通。次传，即按相克次序依次相传，传其所克之脏。如肝传脾、脾传肾、肾传心、心传肺、肺传肝。

[2] 间脏者生：间，即间隔的意思，指间乎相克二脏之间者，故"间脏"即传其子，为按相生次序传变。如肝传心、心传脾、脾传肺、肺传肾、肾传肝。

[3] 竟：终了。

【经文分析】

1. 七传者死，间脏者生

七传："七传"当是"次传"，即按相克次序传变。

间脏：即间乎相克二脏之间者，故"间脏"即传其子，为按相生次序传变。

七传、间脏传变情况见图8。

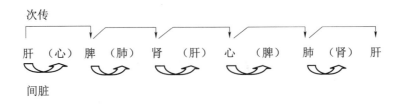

图8 七传、间脏传变情况

2. 五脏病传变的两种情况

七（次）传：按五脏相胜（克）次序相传——正气大衰，预后不良（虚实兼夹，病情复杂，久治不愈，易恶化——七传者死。）

间脏：按五脏相生次序相传——正气尚存、预后较好（病情单纯，脏腑功能尚协调，易治，不易恶化——间脏者生。）

【意义与发挥】

1. 本难意义

本难把五十难中虚邪（相生传变）、贼邪（相克传变）（可参阅五十难）的意义做了进一步的发挥。按照五行相克的规律传变，有进无退，一般都比较严重，故本难云"七传者死"，因为七传不是一脏相克，而是按其规律使五脏都受到病邪的侵袭，久而不愈，病人正气大衰，预后自然不良。

2. 正与邪是疾病转归的根本因素

本难说明五脏病的传变规律及其预后，有一定参考价值，但不可拘定，临床须注意疾病的动态变化过程。人体既病之后，其转归不外三个：一是正气胜邪，疾病向愈；二是正邪相持，维持现状；三是邪盛正衰，病情加重。认识邪正间的斗争消长关系，理解正气和邪气在疾病发生、发展过程中的作用，在临床上才能正确把握疾病的预后转归。

复习思考题

1. 什么叫七（次）传？什么叫间脏？预后有何不同？
2. 怎样合理看待疾病的转归预后？

五十四难

【提要】

本难用五行生克理论说明脏病难治，腑病易治的原因。

【原文】

五十四难曰：脏病难治，腑病易治，何谓也？

然：脏病所以难治者，传其所胜[1]也；腑病易治者，传其子[2]也。与七传、间脏同法也。

【注释】

[1] 传其所胜：所胜，我所胜（我所克）者，即按相克关系传变。

[2] 传其子：传我所生者，即按相生关系传变。

【经文分析】

本难在前难的基础上，以五行生克关系来进一步说明脏病难治、腑病易治的原因。五脏病一般传其所胜（按相克关系传变，七传），虚实兼夹，病情复杂，易恶化，故病情一般比较严重；六腑病一般传其子（按相生关系传变，间脏），病情单纯，脏腑功能尚协调，易治，不易恶化，故病情相对较轻。

【意义与发挥】

1. 本难意义

一般而言，脏病难治，病情复杂；腑病易治，病情单纯。故本难最后一句话说："与七传、间脏同法也。"即并非脏病一定七传，腑病一定间脏，具体情况应具体分析。

2. 临证运用

五十三难曾云："间脏者生……间脏者，传其子也。"可见五脏病固然以相克传变为多见，但亦有相生传变者；十难曰："膀胱邪干小肠也。"膀胱属水，小肠属火，水克火，说明六腑病固然以相生传变为多见，亦有相克传变者。因此，本难所谓"脏病传其所胜也；腑病传其所生"的规律，不可绝对化。

五脏病病情一般比较严重，六腑病病情相对较轻，系因脏病属阴、属里，病位深入，且多有耗伤精气之病机，所以病情常较重，治疗较难；腑病属阳、属表，病位较浅，病机重点每在气机失常，故预后较好，比较易治。从这一角度理解脏病、腑病治疗难易，更能准确把握两者的不同病机特点。对疾病预后的估计，临床还应结合其他因素综合分析，才能做出具体判断。

复习思考题

为什么脏病难治、腑病易治？这一理论对临床有何指导意义？

五十五难

【提要】

本难讨论积和聚的不同病机及证候鉴别。

【原文】

五十五难曰：病有积、有聚，何以别之？

然：积[1]者，阴气也；聚[2]者，阳气也。故阴沉而伏，阳浮而动。气之所积名曰积，气之所聚名曰聚。故积者，五脏所生；聚者，六腑所成也。积者，阴气[3]也，其始发有常处，其痛不离其部，上下有所终始，左右有所穷处[4]；聚者，阳气[3]也，其始发无根本，上下无所留止，其痛无常处，谓之聚。故以是别知积聚也。

【注释】

[1] 积：病证名。累积，蓄积之意，病由气血痰瘀蓄积，积渐而成，故名积。

[2] 聚：病证名。聚合、聚拢之意，病由气行阻滞，一时聚合而成，时聚时散，或走动无固定部位，故名聚。

[3] 阴气、阳气：阴气指精、血、津液等有形质者。阳气指流行温养身体之气。

[4] 穷处：边缘、境界。

【经文分析】

本难在五十二难的基础上，论述了积和聚的成因、病机和证候特点，指出了两者的鉴别要点（表9）。与五十二难可互相参阅。

表9 积、聚的病机和证候特点

病证	病机	证候特点
积	阴气（精血津液）积结而成，阴沉而伏，五脏所生（属脏病、阴证）	其始发有常处，其痛不离其部，上下有所终始，左右有所穷处（病位固定，肿块边缘清楚，疼痛部位与病位一致）

病证	病机	证候特点
聚	阳气（气机）阻滞而成，阳浮而动，六腑所成（属腑病、阳证）	其始发无根本，上下无所留止，其痛无常处（时聚时散，病位游移不定，发无常处攻痛走窜）

【意义与发挥】

1. 本难意义

本难对积聚给出了十分明确的定义，较全面地阐明了积聚的病机和证候特点，其对积聚的鉴别方法至今于临床仍有指导意义。

2. 积聚与癥瘕

积聚是腹内结块，伴有胀痛为主要特征的病证，又称癖块、痃癖、痞块。一般积为脏病，属血分，病程长，病情重，且结块有形，痛有定处。聚为腑病，属气分，病程短，病情轻，腹中结块无形，时聚时散，痛无定处，有移动性。积病与聚病合称，见于《灵枢·五变》，后世常将积与癥、聚与瘕合称，但也有认为积聚应当与癥瘕相鉴别，积聚、癥瘕症状及病机相似，但积聚多滞于腹内，是中焦之病；癥瘕则多见于脐下，是下焦之病。《医学入门》等则以积聚为男子病，癥瘕为女子病立论。

💡复习思考题

积与聚在病机上有何不同？临床上应该如何鉴别？

五十六难

【提要】

本难论述五脏积的名称、形成机制、证候特点和病症表现。

【原文】

五十六难曰：五脏之积，各有名乎？以何月何日得之？

然：肝之积，名曰肥气[1]，在左胁下，如覆杯[2]，有头足[3]。久不愈，令人发咳逆，痎[4]疟连岁不已。以季夏戊己日[5]得之。何以言之？肺病传肝，肝当传脾，脾季夏适王，王[6]者不受邪，肝复欲还肺，肺不肯受，故留结为积。故知肥气以季夏戊己日得之。

心之积，名曰伏梁[7]，起齐上，大如臂，上至心下。久不愈，令人病烦心。以秋庚辛日得之。何以言之？肾病传心，心当传肺，肺以秋适王，王者不受邪，心复欲还肾，肾不肯受，故留结为积。故知伏梁以秋庚辛日得之。

脾之积，名曰痞气[8]，在胃脘，覆大如盘。久不愈，令人四肢不收，发黄疸，饮食不为肌肤。以冬壬癸日得之。何以言之？肝病传脾，脾当传肾，肾以冬适王，王者不受邪，脾复欲还肝，肝不肯受，故留结为积。故知痞气以冬壬癸日得之。

肺之积，名曰息贲[9]，在右胁下，覆大如杯。久不已，令人洒淅寒热，喘咳，发肺壅[10]。以春甲乙日得之。何以言之？心病传肺，肺当传肝，肝以春适王，王者不受邪，肺复欲还心，心不肯受，故留结为积。故知息贲以春甲乙日得之。

肾之积，名曰贲豚[11]，发于少腹，上至心下，若豚状，或上或下无时。久不已，令人喘逆，骨痿，少气。以夏丙丁日得之。何以言之？脾病传肾，肾当传心，心以夏适王，王者不受邪，肾复欲还脾，脾不肯受，故留结为积。故知贲豚以夏丙丁日得之。

此五积之要法也。

【注释】

[1] 肥气：病名，为肝之积，因其位于胁下，如肌肉肥盛之状，故名。

[2] 如覆杯：覆杯是倒放的杯子，喻肥气突出之状。

[3] 有头足：头足即起止，病形有界限，如有头足状，谓肥气的积块境界分明。

[4] 痎（jiē）疟：老疟称"痎"，此处"痎疟"泛指疟病，久不愈。

[5] 季夏戊己日：季夏即长夏，也指夏季的最后一个月，即农历六月，为脾土当令之时。戊己日指农历六月份之戊己日，其月、日皆为脾土当令之时。以下秋庚辛日、冬壬癸日等同此。

[6] 王：通"旺"，旺盛。五脏各于主令之时其气最为旺盛。

[7] 伏梁：病名，五积之一，为心之积。因其大如臂，伏于上腹部，好像房梁一样，故而得名。

[8] 痞气：病名，五积之一，为脾之积。因其积在胃脘，中焦痞塞不通，故而得名。

[9] 息贲：病名，五积之一，为肺之积。息是呼吸气息，贲指急促上逆。因其积在右胁下，使肺气不能下降，而致呼吸急促、喘息奔迫，故而得名。

[10] 壅：同"痈"。

[11] 贲豚：病名，五积之一，为肾之积。"贲"与奔通。豚即小猪。因其病气从少腹上奔至心下，若小猪奔突之状，故名。

【经文分析】

1. 肥气（肝之积）

（1）证候：在左胁下有肿块（肝气行于左），状如覆杯，有头足（病变边缘清楚）。久不愈，令人发咳（木反侮金），痎疟连岁不已（肝气失调。故有称"肥气"为"疟母"者）。

（2）得病时间：季夏戊己日得之。

（3）机制：肺病传肝，肝当传与脾，适季夏戊己日脾气旺不受邪，而在肝之邪欲返传回肺，肺不肯受，遂留结于肝之行气部位而成积。

2. 伏梁（心之积）

（1）证候：起脐上，大如手臂，上至心下（心之行气部位）。久不愈，令人烦心（心气郁结）。

（2）得病时间：秋季庚辛日得之。

（3）机制：肾病传心，心欲传与肺，适秋季庚辛日肺气旺不受邪，而心欲返传回肾，肾亦不肯受，遂留结于心之行气部位而为积。

3. 痞气（脾之积）

（1）证候：在胃脘（脾胃相表里，胃脘为脾行气之部位），覆大如盘（如倒扣的盘子）。久不愈，令人四肢不收（脾气不营于四肢），发黄疸（脾气郁结，运化失职，湿浊积聚），饮食不为肌肤（脾气不能滋荣肌肉）。

（2）得病时间：冬季壬癸日得之。

（3）机制：肝病传脾，脾欲传与肾，适冬季壬癸日肾气旺不受邪，而脾欲将邪气返传回肝，肝又不肯受，故留结于脾的行气部位而成积。

4. 息贲（肺之积）

（1）证候：右胁下有肿块（肺行气于右），覆大如杯。久不已，令人洒淅寒热（肺主营卫，外合于皮毛），喘咳（肺失肃降），发肺壅（痈）。

（2）得病时间：春季甲乙日得之。

（3）机制：心病传肺，肺当传与肝，适春季甲乙日肝气旺不受邪，而肺欲将邪气返传回心，心又不肯受，故留结于肺的行气部位而为积。

5. 贲豚（肾之积）

（1）证候：气由少腹上逆，奔迫至于心下，若小猪奔突冲撞之状（肾水寒之气上逆凌心），或上或下无时。久不已，令人喘逆（水寒射肺），骨痿少气（肾主骨，肾气不营于骨）。

（2）得病时间：夏季丙丁日得之。

（3）机制：脾病传肾，肾当传与心，适夏季丙丁日心气旺不受邪，而肾欲将邪气返传回脾，脾亦不肯受，故留结于肾的行气部位而成积。

【意义与发挥】

1. 本难意义

本难规范了五脏积证的名称，归纳其证候特点，从病因病位、发病机制及发病部位和临床典型特征进行探讨，为临床辨治积证提供指导。

2. 关于五积的发病机制

本难关于五脏积证的得病时间及机制的论述，系从五行相克关系推论而得，不可拘定。关键在于五脏积证皆是相应之脏功能失调，气机失常，五脏之精气与邪气结聚，积渐而成。

3. 关于五积的部位

本难指出的五积发生部位，是按照五脏分属部位提出的。正如《素问·刺禁论》所言"肝生于左，肺藏于右，心部于表，肾治于里，脾为之使，胃为之市"。即人面朝南而立，左为东，属木，为肝所主；右为西，属金，为肺所主。故肝之积在左胁下，肺之积在右胁下。由此可见，本难这种肝左肺右之说，并不是指的五脏实体解剖部位，而是指各脏积证病变部位均是其脏之行气部位，须与西医同名脏器病变相区别，不能等同。

4. 本难与《内经》的关系

《内经》将积证按其病候进行五脏分证，《灵枢·邪气脏腑病形》等篇论述了五脏积之名称及病状：肝之积名为"肥气"，其病状为"在胁下，若覆杯"。脾之积名为"疝（当为"痞"字之误）气"，其病状为"腹里（裹）大脓血，在肠胃之外"。心之积名为"伏梁"，其病状为"在心下，上下行，时唾血"。肺之积名为"息贲"，其病状为"上气"，即呼吸急迫喘促。肾之积名为"奔豚"，其病状为"足不收，不得前后"。

可见，《难经》是在《灵枢·邪气脏腑病形》对积证的分证认识基础上的进一步发挥。此外，《素问·腹中论》也有伏梁病的记载，其病变表现为：髀股胻皆肿，环脐而痛，且少腹盛，《素问·腹中论》曰："此下则因阴，必下脓血，上则迫胃脘，生膈，侠胃脘内痛，此久病也，难治。居齐上为逆，居齐下为从，勿动亟夺，论在《刺法》中。"即内有痛肿，两篇对伏梁的认识有不同。对肺之积，除有"息贲"之症，《灵枢·经筋》尚谓其有"胁急吐血""胸痛"等病候。说明不同篇章里相同病名指的不是同一种病，但体现了古代对疾病命名的一些规则，本难是根据积聚的形态、特征来命名。

关于奔豚一病，豚，小猪，因其病发时觉有物自少腹往上冲，若小猪奔突之状，故名。《伤寒论》《金匮要略》亦有"奔豚气"病名，病状与《内经》《难经》所述类同，但未明言为肾之积，且病状未述及腹中积块，有人认为与本论所言为不同病证，如《难经集注》杨注："此病状似豚而上冲心，又有奔豚之气，非此积病也，名同而疾异焉。"

5. 临床应用

本难所言五脏之积，其中肝之积肥气、心之积伏梁、脾之积痞气，即有形可征，发病部位亦固定，与五十五难所言积证的病候定义基本相同。但肺之积息贲、肾之积贲豚，从其名称及所述病状，则不能认定其形状、部位固定不移（甚至包括伏梁、痞气），即这些"积"病似更像聚。由此可见，《难经》虽然认为积聚是由气滞、血凝、津聚而成，并将肿块移与不移视为聚、积证的主要鉴别点，但于临床积聚的名称及病机、病候等，并不一定能那么严格区分，应灵活辨证论治。

🔖 复习思考题

说明五脏积证的名称、病变所在的部位及主要证候特点。

五十七难

【提要】

本难根据腹泻的证候特点，提出五泄的名称并进行辨证分型，分证论治。

【原文】

五十七难曰：泄凡有几？皆有名不？

然：泄凡有五，其名不同。有胃泄，有脾泄，有大肠泄，有小肠泄，有大瘕泄[1]，名曰后重。

胃泄者，饮食不化，色黄。

脾泄者，腹胀满，泄注[2]，食即呕吐逆。

大肠泄者，食已窘迫[3]，大便色白，肠鸣切痛。

小肠泄者，溲[4]而便脓血，少腹痛。

大瘕泄者，里急后重[5]，数至圊[6]而不能便，茎中痛。

此五泄之要法也。

【注释】

[1] 大瘕泄：指泄泻时腹中流窜攻痛，有聚散不定的结块的一类腹泻，即后世中医称为"痢疾"的一类病证。

[2] 泄注：形容腹泻时如水灌注下泄。

[3] 窘迫：急迫。此处指便意急迫。

[4] 溲：便，前溲指小便，后溲指大便。此处指大便而言。

[5] 里急后重：腹中急迫欲便，肛门重坠不舒。

[6] 圊（qīng）：同"厕"，可读"cè"。

【经文分析】

本难把腹泻分为胃泄、脾泄、大肠泄、小肠泄、大瘕泄五种类型，分别说明其证候特点。

1. 胃泄

（1）证候：大便夹有未消化食物，便稀而色黄。

（2）病机：胃气虚寒，消化功能低下，不能腐熟水谷。

胃热，热不杀谷（胃蠕动过快，未及腐熟已排至肠中）。

2. 脾泄

（1）证候：腹胀满，泻下水样便，进食后呕吐气逆。

（2）病机：脾失健运，不能运化水谷，水谷俱下而泻出水样便，水谷积滞，浊气不降，故腹满呕逆。

3. 大肠泄

（1）证候：进食后窘迫欲泻，大便色白，肠鸣，腹痛如刀割。

（2）病机：大肠因湿热积滞或虚寒（常以虚寒者为多见），而传化功能失常，故进食后窘迫作泻，肠鸣腹痛。

4. 小肠泄

（1）证候：便脓血，少腹痛。

（2）病机：小肠为火府，与心相表里，主分清别浊。湿热壅滞，泌别功能失常则便脓血（心主血，色赤），少腹痛（小肠气机不通）。

5. 大瘕泄

（1）证候：里急后重，便意频急，但排出不畅，腹部攻窜作痛，（便下黏液脓血），阴茎（会阴部）疼痛。

（2）病机：湿热积聚下焦（大、小肠），下焦气机阻滞，故里急后重，便意频急而排便不爽，腹部攻痛连及前阴。

【意义与发挥】

1. 本难意义

本难把腹泻分为胃泄、脾泄、大肠泄、小肠泄、大瘕泄五种类型，分别说明其证候特点，提示对腹泻必须根据其不同证候表现，进行辨证分型，分证论治。

2. 五泄的辨证意义

本难虽然没有论述泄泻的病因病机，但根据其证候特点可分虚实寒热。如后世认为，泄泻物色黄属湿，色白属寒；病程短、起病急为实，病程长，起病缓为虚；腹胀为气滞，夹脓血为热毒入血分等。

本难以脏腑及其功能来区分泄泻，说明它更注重辨疾病的病位，这对后世辨泄有重要指导价值。

3. 临证运用

本难论述五种泄泻的发病脏腑和发病特征，主要为现代临床消化道疾病。但引起泄泻的消化道疾病很多，或涉及上消化道，或下消化道，或全消化道，或感染性疾病，或功能性疾病，病势或急或缓等，临床应具体分析。

💡 **复习思考题**

1. 本难把泄泻分为几种证候型？各型的证候特点如何？
2. 本难对泄泻的辨证分型对后世有何临床意义？

五十八难

【提要】

本难论伤寒（外感热病）的分类及脉法，以及伤寒汗、下的治法原则。

【原文】

五十八难曰：伤寒[1]有几？其脉有变不？

然：伤寒有五，有中风[2]，有伤寒，有湿温，有热病，有温病，其所苦各不同。

中风之脉，阳浮而滑，阴濡而弱[3]；湿温之脉，阳濡而弱，阴小而急[4]；伤寒之脉，阴阳俱盛而紧涩[5]；热病之脉，阴阳俱浮，浮之滑，沉之散涩[6]；温病之脉，行在诸经，不知何经之动也，各随其经所在而取之[7]。

伤寒有汗[8]出而愈，下[8]之而死者；有汗出而死，下之而愈者，何也？

然：阳虚阴盛[9]，汗出而愈，下之而死；阳盛阴虚[10]，汗出而死，下之而愈。

寒热之病，候之如何也？

然：皮寒热者，皮不可近席，毛发焦，鼻槁[11]，不得汗。肌寒热者，皮肤痛[12]，唇舌槁，无汗。骨寒热者，病无所安，汗注不休，齿本槁痛[13]。

【注释】

[1] 伤寒：有广义、狭义之分。广义之伤寒为外感热病之统称，即包括中风、伤寒（狭义）、湿温、热病、温病在内的"伤寒有五"。狭义之伤寒为伤于寒邪而致的外感病，为广义伤寒中的一种，即文中所言脉"阴阳俱盛而紧涩"的伤寒。

[2] 中风：中，伤也。中风指被风邪所伤，即为外感中风。与突然晕倒的中风病不同。

[3] 阳浮而滑，阴濡而弱：阳、阴指寸口脉的部位或浮沉。寸脉、浮取为阳，尺脉、沉取为阴。风邪在表，故寸脉（浮取）浮滑；风为阳邪，汗出营虚，故尺部脉（沉取）濡弱。

[4] 阳濡而弱，阴小而急：小，细；急，疾。湿为阴邪，阻滞阳气，故寸脉濡弱；湿热内蕴，邪势方盛，故尺脉小急。

　　[5] 阴阳俱盛而紧涩：盛，有力之脉。寒邪客于太阳，搏于肌肤，表实无汗，故寸脉、尺脉俱紧而有力；气血运行不畅，故脉涩。

　　[6] 阴阳俱浮，浮之而滑，沉之散涩：热为阳邪，阳盛故寸脉、尺脉俱浮，阳盛于外，故浮取脉滑，阴伤于内，故沉取脉散涩。

　　[7] 各随其经所在而取之：温病随经传变，所以说不知何经之动，取脉应依其温邪所在之经而取之。

　　[8] 汗、下：发汗法和泻下法。

　　[9] 阳虚阴盛：阳虚指病人表气虚，阴盛指外感之寒邪偏盛。

　　[10] 阳盛阴虚：阳盛指阳热邪气盛于里（外邪入里化热），阴虚指在里的津液、精血亏虚不足（被热邪所耗散）。

　　[11] 鼻藁："藁"同"槁"，枯槁。鼻藁，即鼻腔干燥。

　　[12] 皮肤痛：当作"肌肤痛"。

　　[13] 齿本藁痛：齿本，牙根、牙龈。即牙龈枯萎疼痛。

【经文分析】

1. 伤寒有五（外感热病的分类）

　　广义的"伤寒"为外感热病的总称，即《素问·热论》所言："今夫热病者，皆伤寒之类也。"具体又分为以下五种。

　　（1）中风：伤于风邪而致者。

　　（2）伤寒：伤于寒邪而致者。

　　（3）湿温：伤于湿热之邪而致者。

　　（4）热病：伤于热邪而致者。

　　（5）温病：伤于温邪而致者。

　　风、寒、湿、热、温为邪气之性质，与气候（气温、风力、风向、大气湿度）有关，但不仅指气候，尚包括在该种气候条件下容易滋生繁殖致病的微生物，以及病人对某种气候及某类致病微生物的易感性和反应状态。

2. 各种外感热病的脉象特征

　　（1）中风：寸脉（浮取）浮滑，尺脉（沉取）濡弱。

　　风为阳邪，风邪在表，故寸脉（浮取）浮滑。风性疏泄，风邪伤卫，卫阳不固，汗出营虚，故尺脉（沉取）濡弱。

（2）伤寒：尺、寸俱盛而紧涩。

寒为阴邪，寒邪客于太阳，搏于肌肤，遏阻营卫气机，表实无汗，故尺、寸脉俱紧而有力。寒性凝滞，气血运行不畅，故脉涩。

（3）湿温：寸脉（浮取）濡而弱，尺脉（沉取）小而急。

湿为阴邪，阻滞阳气，故寸脉（浮取）濡弱。湿热内蕴，故尺脉（沉取）小而急。

（4）热病：轻按时尺、寸脉俱浮滑，沉取则散涩。

热为阳邪，阳盛于外，故轻按则脉浮滑。热邪伤阴，阴伤于内，故沉取脉象散涩。

（5）温病：脉动（浮数）。随温邪所犯之经而在其相应的脉位显示动脉。

温亦为阳邪，但较热为次，故脉现浮数之象而不显出热病之浮滑洪大脉象。温邪传变迅速，故"不知何经之动"，应随其经之所在而取之。

3. 伤寒汗、下治则

（1）阳虚阴盛：汗出而愈，下之而死。表虚而寒邪盛，邪尚在表，属表寒证，故宜汗不宜下，下之则伤阳气，更使表邪乘虚入里。

（2）阳盛阴虚：下之而愈，汗出而死。邪已入里化热结实，热盛伤阴，阴津亏虚，故宜下法，以去在里结实之邪热。若用汗法，非惟在里之实热不能除去，且更伤津液而阴愈虚。（若邪盛于里而未结实则宜用清法。）

4. 伤寒病表里病位辨证

此处所言"寒热病"即伤寒，指有发热恶寒症状的外感疾病，最后一段论述伤寒病位辨证，以推断外感病邪的浅深、轻重。

（1）皮寒热：即邪气在皮毛。表现为皮肤烘热，不喜近席，毛发枯焦，鼻干槁，无汗。肺主皮毛（太阴、太阳），开窍于鼻，邪热在肺，故有是证。

（2）肌寒热：即邪气在肌肉。表现为皮（肌）肤痛，唇舌槁，无汗。脾主肌肉（太阴、阳明），开窍于口，邪热在脾，故有是证。

（3）骨寒热：病无所安（骨节酸楚疼痛），出汗多，牙龈枯槁疼痛。肾主骨（少阴），齿为骨之余，又主液，故有是证。

【意义与发挥】

1. 本难意义

本难关于外感热病的论述具有上承《内经》，下启后世伤寒、温病学说的重要学术意义。

（1）提出"伤寒有五"的论点：对《素问·热论》"今夫热病者，皆伤寒之类也"这一理论的进一步发挥。热病就是伤寒，是从病因和病候两个不同角度对具有发热症状的外感热病的命名。

本难"伤寒有五"之说，使伤寒和热病各有了广义、狭义之分，广义之伤寒和热病仍然是相同的概念，狭义的伤寒（感受寒邪）和热病（热邪引起的外感热病）又各是广义范畴的伤寒（热病）中的一种。了解其命名角度的不同，就不致混淆。这种关于外感热病的分类，为其后的《伤寒论》以至历代各家学说所继承和发挥。

（2）论述各种热病的脉象，由于所论都比较客观地反映了外感热病的脉象特征及其病机本质，亦为《伤寒论》及后世温病学说所引用和发展。

（3）说明伤寒汗、下的宜忌：表实宜用汗法以发其汗，使邪从汗解，倘若误用下法，就会导致里虚邪陷，造成不良后果。里实证宜用下法以泻热结，使邪从便泄，倘若误用汗法，就会导致阴液耗竭，也会引起不良后果。《伤寒例》引本难文，并续之曰："桂枝下咽，阳盛则毙，承气入胃，阴盛则亡。"进一步阐明了"汗出而死"和"下之即死"的道理。

本难伤寒汗、下宜忌，也是对《热论》"未满三日者，可汗而已；已满三日者，可泄而已"的进一步充实和发展，汗、下二法成了后世治外感病的主要祛邪方法。

2. 论述了皮、肌、骨三种寒热证的主要证候特点

本难以论伤寒为要义，外感热病可见恶寒发热的症状，从"毛发焦、鼻槁、不得汗"到"唇舌槁，无汗、齿本槁痛"，是外感病邪由表入里，由浅入深的表现，且在热病过程中出现伤阴的现象。若"汗注不休"，则阴损及阳，或已虚阳外脱，这些观点无疑指导了伤寒、温病的辨证论治。文中谈到皮、肌、骨三种寒热病，应理解为是说明其病位之深浅，病情之轻重，至于外感病的传变等本难未具体讨论。皮肌骨的论述还影响了后世医家对《素问·热论》的注解。

🔍 **复习思考题**

1. "伤寒有五"，各指哪些病证？其脉象特征如何？

2. 为什么伤寒"阳虚阴盛"宜汗不宜下，"阳盛阴虚"宜下不宜汗？

3. 本难提出"伤寒有五"的论点对后世《伤寒论》及温病学有何影响？

五十九难

【提要】

本难论述狂病与癫病的证候鉴别。癫和狂都是神志失常的疾病，本难指出其不同证候。

【原文】

五十九难曰：狂癫之病，何以别之？

然：狂之始发，少卧而不饥，自高贤[1]也，自辨智[2]也，自贵倨[3]也，妄笑，好歌乐，妄行不休是也。

癫疾始发，意不乐[4]，直视僵仆[5]。其脉三部阴阳[6]俱盛是也。

【注释】

[1] 自高贤：贤，贤能。自以为高尚贤达。

[2] 自辨智：辨，通"辩"。辨智谓能言善辩，好像很有智慧一样。自以为善辩聪明。

[3] 自贵倨：贵，尊贵；倨，傲慢。自以为尊贵而傲慢。

[4] 意不乐：病人对人和事消极、淡漠、闷闷不乐。

[5] 直视僵仆：直视，目睛发直，呆滞而不转动。僵，躯体强直。仆，身体倒地。突然两眼直视，僵直倒地，一般还会有四肢抽搐。

[6] 三部阴阳：三部指寸、关、尺部。阴阳指脉法之轻按、重按。四难曰："浮者阳也，沉者阴也。"癫病的脉象，在左右三部都搏动有力，多为弦滑、滑实的脉象，为痰浊壅阻。

【经文分析】

1. 狂

（1）证候特征：发病时少卧不饥，自以为高明贤能，自以为聪明善辩，自以为

高贵倨傲，妄言妄笑，喜歌乐，行为失常，好动不休。（精神错乱而呈亢奋状态）

（2）病机：心火炽盛，熏灼神明，或痰火上扰，蒙阻心窍。（重阳者狂）

2. 癫

（1）证候特征：开始发作时神志呆滞抑郁，继则两眼直视，神识昏迷，躯体僵直倒地（常伴抽搐），三部之脉轻按重按均盛大有力。

（2）病机：痰浊或痰气（风痰）上攻，蒙阻心窍。（重阴者癫）

【意义与发挥】

1. 本难意义

本难论述了狂病和癫病发作的典型症状表现，从发作症状讨论二者的鉴别诊断。

2. 狂与癫的病机特点

狂与癫均有情志症状和躯体表现，但临床表现不同。第二十难有"重阳者狂，重阴者癫，脱阳者见鬼，脱阴者目盲"一段。

狂属阳，以动为特点，有的"狂言骂詈，不避亲疏"，《素问·阳明脉解》说："病甚则弃衣而走，登高而歌，或至不数日，逾垣上屋，所上之处，皆非其素所能也。"精神错乱而呈亢奋状态。其病机是心火炽盛，熏灼神明，或痰火上扰，蒙阻心窍，阳气过亢，心神外越。（重阳者狂）

癫属阴，与狂证相对而言，以静为特点，常表现为精神抑郁，表情淡漠，还昏仆倒地，继而肢体抽搐，脉实有力。其病机是痰气郁结，或痰浊或痰气（风痰）上攻，蒙阻心窍。（重阴者癫）

3. 本难所论狂癫与西医学疾病

本难所言的狂，主要指精神失常的狂病，可见于西医学的狂躁型精神分裂症。文中所说癫疾从"僵仆直视"之症来看，也颇似癫痫或癔病性昏厥，而不是指与"狂"相对而言的另一类精神失常疾病（抑郁型精神分裂症、文痴者），应相当于中医内科学的"痫证（病）"。

狂和癫的治疗应按其不同病机辨证施治：狂证宜清心泻火涤痰安神，其代表方有生铁落饮、礞石滚痰丸、牛黄清心丸、牛黄承气汤等。癫病发作时应涤痰开窍息风止痉为主，其代表方有涤痰汤、苏合香丸等。

复习思考题

狂和癫的病机和证候表现有何不同？

六十难

【提要】

本难论头痛与心痛有厥痛和真痛之别，其病机、证候和预后不同。

【原文】

六十难曰：头心之病，有厥痛[1]，有真痛[2]，何谓也？

然：手三阳之脉[3]，受风寒，伏留而不去者，则名厥头痛；入连在脑者，名真头痛。其五脏气相干[4]，名厥心痛；其痛甚，但在心，手足青[5]者，即名真心痛。其真心痛者，旦发夕死，夕发旦死。

【注释】

[1] 厥痛：厥，逆也。厥痛指因气机逆乱而引起的疼痛。

[2] 真痛：指不是因气机逆乱，而是真正因邪气侵犯头、心而引起的疼痛。

[3] 手三阳之脉：指手太阳、手阳明、手少阳三条经脉。

[4] 五脏气相干：五脏经气逆乱而互相干犯以致心痛。

[5] 青：通"清"，即"冷"的意思。"手足清"即四肢厥冷。《灵枢·厥病》曰："真心痛，手足清至节，心痛甚。"《难经本义》曰："手足青之青，当作清冷也。"

【经文分析】

本难指出头痛与心痛有厥痛和真痛之别，其病机、证候和预后不同。

1. 厥头痛

（1）病机：风寒邪气侵犯手三阳经脉，伏留不去。（手三阳经从手走头，邪气循经上扰而致头痛）

（2）证候：疼痛程度较轻，部位表浅，痛处按风寒邪气所犯之经脉而不同。

（3）预后：较好。（风寒邪气祛除则头痛可止）

2. 真头痛

（1）病机：风寒邪气直接侵犯脑部。

（2）证候：疼痛较剧，痛于脑内，常如锥刺刀劈，甚则昏厥，四肢逆冷。

（3）预后：不良。（脑为元神之府）

3. 厥心痛

（1）病机：五脏之气互相干犯。（他脏腑之气干犯于心胸部位）

（2）证候：疼痛部位较广（心胸、心胃、胸胁），或攻窜不定。

（3）预后：较好。（其他脏腑之气机调和，不再逆犯心胸，病即可除）

4. 真心痛

（1）病机：邪气直接犯心，心气阻绝。

（2）证候：心前区疼痛剧烈，部位固定。（"但在心"，且常放射至左肩、左前臂内侧）

（3）预后：不良，旦发夕死，夕发旦死。

【意义与发挥】

1. 本难意义

本难指出真头痛与厥头痛、真心痛与厥心痛的不同，强调真头痛和真心痛的病情危重，预后不良，对临床辨治这二类疾病有重要指导意义。

2. 本难与《内经》的关系

本难摘自《灵枢·厥病》，《内经》共列举头痛十种，其中厥头痛有九种："厥头痛，面若肿起而烦心……厥头痛，头脉痛，心悲，善泣，视头动脉反盛者……厥头痛，贞贞头重而痛……厥头痛，意善忘，按之不得……厥头痛，项先痛，腰脊为应……厥头痛，头痛甚，耳前后脉涌有热……有所击堕，恶血在于内……大痹为恶，日作者……头半寒痛……"属于死不治的真头痛一种，"真头痛，头痛甚，脑尽痛，手足寒至节，死不治"。

此外，《灵枢·厥病》还列举了厥心痛五种，其证候机制与症状反应与肾、胃、脾、肺有关，该篇论述真心痛的症状为：手足清至节，心痛甚，旦发夕死，夕发旦死，与本难一致。《内经》论十六种头心厥痛、真痛均有典型的临床表现，并列举了主治腧穴。而本难还探讨了头心厥痛和真痛病机。

3. 厥痛和真痛的临床意义

（1）头痛：厥者，逆也。厥头痛乃因阴阳经气逆乱于头部而致的头痛。头为诸阳之会，手足三阳经皆上走交会于头部，故厥头痛与三阳经经气失常之关系最为密切，但"十二经脉，三百六十五络，其血气皆上于面而走空窍"（《灵枢·邪气脏腑病形》），故非惟手足三阳经，十二经脉的经气逆乱皆可引致头痛。《灵枢·厥病》即从经脉角度论述了头痛的辨证论治，可参。

真头痛乃相对于厥头痛而言，因真头痛则是因为头脑暴受邪气，大邪深入脑髓而致的真正头痛，与经脉气机逆乱，上干头部而致的厥头痛不同，为"死不治"的危重病证。《灵枢·厥病》指出："真头痛，头痛甚，脑尽痛，手足寒至节，死不治。"

（2）心痛：厥心痛为其他脏腑病变引起心胸部位气机逆乱而致的心痛。心为君主之官，位居中央，故其他脏腑病变容易引起其行气部位（前胸及心窝部）疼痛，《内经》称此为厥心痛。《灵枢·厥病》及《灵枢·杂病》两篇对厥心痛较详论述，可参。

真心痛是本脏、本经直接受病而致的心痛，即《灵枢·五邪》所言的"邪在心则病心痛"、《灵枢·经脉》的"心手少阴之脉，是动则病嗌干心痛"者。《素问·灵兰秘典论》曰："心为君主之官，神明出焉。"《灵枢·邪客》曰：邪气"容（客）之则心伤，心伤则神去，神去则死矣。"《内经》强调指出真心痛是预后不良的危重病证。

4. 临证运用

一般说，厥头痛（包括外感头痛或神经性头痛）病在经脉，病情较轻，预后良好；真头痛则邪气已入侵至脑（常见者如蛛网膜下腔出血、脑膜炎、脑瘤等颅内占位性或压迫性病变），脑为元神之府，邪气犯脑，病情严重，救治较难，不及时抢救易致死亡。厥心痛常是其他脏腑病变所致之疼痛放射心胸部，《灵枢·厥病》有肾心痛、胃心痛、脾心痛、肝心痛、肺心痛、心肠痛等之别（包括急性胃痛、胆绞痛、胰腺炎引致之上腹痛、肠或胆道蛔虫病疼痛等），病情相对较轻。真心痛则属心气阻绝（最典型者为急性心肌梗死），病情危重，不及时抢救危在旦夕。故本难对这两类疾病的论述具有重要临床意义，应细心体会，善加鉴别。

厥头痛病案举例：《柳选四家医案·评选静香楼医案》言："火升，头痛耳鸣，心下痞满，饭后即发，此阳明、少阳二经痰火交郁，得食气而滋甚，与阴虚火炎不同，先与清理，继以补降。竹茹、茯苓、橘红、炙草、半夏、羚羊角、嫩钩藤钩。"

按：本例有头痛耳鸣、心下（胃脘）痞满、饭后即发等见症，故尤在泾诊为阳明、少阳头痛，病机则为痰火交郁，故用二陈汤清阳明胃之痰火，羚羊角、钩藤清降少阳胆火。

真头痛病案举例：《续名医类案·卷十六·头》言："吴孚先治一人患头痛，痛不可禁，脉短而涩。吴曰：头为诸阳之会，若外邪所乘，脉当浮紧而弦，今反短涩，短则阳脱于上，涩则阴衰于下，更加手足厥冷，名为真头痛，与真心痛无异，法在不治。为猛进参附，或冀挽回万一。如法治之，果愈。"

　　按：本例为真头痛死证，吴氏医知其不治，但重用参附回阳救逆，力挽狂澜，果能收功，堪称奇迹。

　　厥心痛病案举例：《临证指南医案·卷八·心痛》言："谭，三五。心痛引背，口涌清涎，肢冷，气塞脘中，此为脾厥心痛，病在络脉，例用辛香。高良姜、片姜黄、生茅术、公丁香柄、草果仁、厚朴。"

　　按：本例为寒气、痰浊凝阻脾经之厥心痛，故叶氏用辛温散寒、芳香化浊治法。

　　真心痛病案举例：《临证指南医案·卷八·心痛》言："宋，脉左涩伏，心下痛甚，舌白不能食谷，下咽阻膈，痛极昏厥，此皆积劳损阳。前者曾下瘀血，延绵经月不止，此为难治。生鹿角、当归须、姜汁、官桂、桃仁、炒半夏。"

　　按：本例心下痛甚，痛极昏厥，虽未至真心痛必死之危急，但亦病情非浅而为难治。叶氏以其脉左涩伏，且前曾下瘀血经月，知其病机为心阳虚损，心血瘀阻，故用官桂、鹿角温通心阳，桃仁、当归须通络化瘀，半夏、姜汁行气降浊，虽不用参附，但亦重在温通心阳。

复习思考题

　　1. 厥头痛与真头痛、厥心痛与真心痛在病机、证候和预后方面有何不同？

　　2. 厥痛和真痛的鉴别对临床有何指导意义？

六十一难

【提要】

本难讨论望、闻、问、切四诊的主要内容及其诊断意义。

【原文】

六十一难曰：经言望而知之谓之神[1]，闻而知之谓之圣[2]，问而知之谓之工[3]，切脉而知之谓之巧[4]。何谓也？

然：望而知之者，望见其五色，以知其病。闻而知之者，闻其五音[5]，以别其病。问而知之者，问其所欲五味[6]，以知其病所起所在也。切脉而知之者，诊其寸口，视[7]其虚实，以知其病，病在何脏腑也[8]。经言以外知之曰圣，以内知之曰神[9]。此之谓也。

【注释】

[1] 神：出神入化，超乎寻常。形容诊病技术特别神妙高超。

[2] 圣：事理通达，形容诊病技术非常高明。

[3] 工：功夫纯熟，形容诊病技术十分熟练。

[4] 巧：灵巧，形容诊病技术精巧。

[5] 五音：古代乐律把音阶分为角、徵（zhǐ）、宫、商、羽五音，分别配属木（肝）、火（心）、土（脾）、金（肺）、水（肾）五行。此指闻诊的内容，但不限于闻五音。还应包括三十四难、四十九难等所言之五声。听病人所发出的呼、言、歌、哭、呻五种声音变化。

[6] 所欲五味：酸、苦、甘、辛、咸五味的不同嗜好。

[7] 视：审察。

[8] 以知其病，病在何脏腑也：《难经经释》作"以知其病在何脏腑也"，为是。

[9] 以外知之曰圣，以内知之曰神：见到表现于外的疾病症状，就能了解病情，做出诊断，叫作"圣"；病发于内，尚未表现出明显的外部症状，就能判断病

情，叫作"神"。

【经文分析】

本难论述望、闻、问、切四种诊法的主要内容及其诊病意义。

1. 望、闻、问、切的内容

（1）望而知之：通过观察病人的五色（青、赤、黄、白、黑）以了解疾病——谓之神。（望色为望诊的主要内容，但望诊不仅限于望色）

（2）闻而知之：通过察听五音（五音：角、徵、宫、商、羽；五声：呼、言、歌、哭、呻）以辨别疾病——谓之圣。（后世闻诊尚包括嗅气味）

（3）问而知之：问其病中五味之所欲及平时五味偏嗜的情况，以知病之所起（病因）、所在（脏腑）——谓之工。（问诊尚包括多方面内容）

（4）切而知之：切寸口脉，审察脉象的虚实，以知病所在之脏腑及其虚实——谓之巧。（察脉尚可知病之表里寒热。另：切诊除切脉外，尚包括其他部位的按诊）

2. 四诊的重要价值

神、圣、工、巧是中医诊治疾病的四个境界，可谓神者扁鹊，可谓圣者仲景。

以外知之曰圣——能从病人表现于外部的病变情况正确诊断疾病，则诊病技能可算高明。

以内知之曰神——在病虽已发于内，但外在症状尚未显著时，就能见微知著，准确地诊断出内在的疾病，则诊病技术更为高超神妙。

【意义与发挥】

1. 本难意义

望、闻、问、切是中医传统的诊病方法，本难首次将四诊并称，是对古代医家诊病经验的高度概括，此后，四诊遂作为中医的基本诊病手段而沿用至今。张景岳的《景岳全书·传忠录·十问歌》曰："一问寒热二问汗，三问头身四问便，五问饮食六问胸，七聋八渴俱当辨，九因脉色察阴阳，十从气味章神见。"陈修园的《医学实在易》改末两句为"九问旧病十问因，再兼服药参机变"，并补充"妇人尤必问经期，迟速闭崩皆可见。再添片语告儿科，天花麻疹全占验"，更为全面、具体。

2. 望、闻、问、切与《内经》相关论述

（1）望而知之谓之神：望诊亦是《内经》最重视的诊病方法，位居四诊之首。《灵枢·邪气脏腑病形》有"见其色,知其病,命曰明"之说。《灵枢·九针十二原》曰:"粗守形,上守神者。"人之神气,在有意无意之间,流露最真。神是机体生命活力的表现,能够从整体角度反映疾病状况,因此,是判断病情吉凶顺逆的重要依据,故望诊首重望神。

(2)闻而知之谓之圣:《内经》把角、徵、宫、商、羽五音,分别配属木(肝)、火(心)、土(脾)、金(肺)、水(肾)五行。但本难所言闻诊的内容,不限于闻五音,在于听病人所发出的呼、言、歌、哭、呻五种声音的变化。叶霖的《难经正义》"故有音声,语言不清者,当责之心肝,能语言,而无声音者,当责之脾肺,能言语有音声,而气不接续者,当责之两肾,此音声之原委也。"有助理解经文意义。

(3)问而知之谓之工:询问病人五味偏嗜的情况,以知病变产生的病因、病变所在脏腑。《素问·宣明五气》指出:"五味所入:酸入肝、辛入肺、苦入心、咸入肾、甘入脾,是为五入。"生理上,五脏各有所喜,病理上,可以酸苦甘辛咸五味的不同嗜好辨别疾病所在。

但临床上问诊的内容不限于五味,《杨氏黄帝八十一难经注》曰:"问病人云好辛味者,则知肺病也;好食冷者,则知内热。"叶霖的《难经正义》更是详细论述了问诊的内容,"平昔有无宿疾,有无恚怒忧思,食喜淡喜浓喜燥喜润,嗜茶嗜酒。再问其病初起何因,前见何证,后变何证。恶寒恶热,孰重孰轻。有汗无汗,汗多汗少,汗起何处,汗止何处。头痛身痛,痛在何时,痛在何处。口淡口苦,渴与不渴,思饮不思饮,饮多饮少,喜热喜凉,思食不思食,能食不能食,食多食少,化速化迟。胸心胁腹,有无胀痛。二便通涩,大便为燥为溏,小便为清为浊,色黄色淡。妇人则问其有无胎产,月事先期后期,有无胀痛,可有带下,是赤是白,或多或少。种种详诘,就其见证,审其病因,方得治病求本之旨也。"(《难经正义》)

(4)切脉而知之谓之巧:《内经》论脉诊的内容甚多,所论包括脉诊的原理、方法以至脉象主病等内容,奠定了中医脉学的基础,诊脉亦因之成为中医独特的诊病方法。《难经》在《内经》的基础上传承和发展了脉学理论。在《内经》切脉又称按脉,属于广义按诊的范畴。按诊作为四诊之一,《内经》除了按脉之外,还论及尺肤诊和虚里诊法。

3. 四诊合参的重要性

本难关于四诊的诊法内容,仅是作一些有代表性举例,如望诊并非仅望色一项,切诊亦包括尺肤诊,其他部位的按诊等多方面内容。从理论上说,望闻问切四诊都可以各自构成单独诊法系统,都具有独立诊病意义,本难以神、圣、工、巧说明四诊的诊病价值，实质在于要求医生全面、熟练地掌握这些诊法，达到神、圣、工、巧俱备的境界，并非有厚此薄彼之分。

《灵枢·邪气脏腑病形》言："见其色，知其病，命曰明；按其脉，知其病，命曰神；问其病，知其处，命曰工……故知一则为工，知二则为神，知三则神且明矣……色脉形肉不得相失也。故知一则为工，知二则为神，知三则神且明矣。"亦强调诊病必须综合运用四诊方法。《素问·举痛论》言："今余问于夫子，令言而可知，视而可见，扪而可得，令验于己，而发蒙解惑。"以痛证为例，强调必须把望诊、问诊和切诊三者结合起来方可对疾病进行正确的辨证与鉴别，只有进行综合分析，方可确定病位与病性。可见，《内经》《难经》之意，均强调诊病必须综合运用四诊方法，全面诊察，并在此基础上对各种诊候进行"参伍"（不齐之谓参，剖其异而析之；相类之谓伍，比其同而合之），通过四诊合参以全面、准确把握疾病性质。

💡 **复习思考题**

1. 望、闻、问、切四诊各有何诊病意义？
2. 请谈谈四诊合参的临床意义。

第五章

腧穴

　　腧穴又称气穴,是经气流注之所,是人体经气的孔道,《难经》尤其强调原气与经络腧穴的关系,提出原穴的概念及应用。《难经》重点论述了五输穴,包括五输穴的五行属性、五输穴的主治应用,《难经》还论述了背俞穴和募穴。

六十二难

【提要】

本难讨论手足三阴经各有五输穴，但手足三阳经除各有五输穴外，还有一个原穴的原因。

【原文】

六十二难曰：脏井荣[1]有五，腑独有六者，何谓也？

然：腑者，阳也。三焦行于诸阳，故置一俞[2]，名曰原[3]。腑有六者，亦与三焦共一气也。

【注释】

[1] 井荣：在此代表十二经脉的井、荣、输、经、合五输穴。

[2] 俞（shù）：同"输""腧"，穴位的总称。

[3] 原：原穴。

【经文分析】

十二经脉在四肢肘、膝关节之下，各有五个重要的腧穴，称为井、荣、输（《难经》作"俞"，下同）、经、合穴，但六腑所属的手足三阳经，除了该五输穴之外，还有一个"原穴"，本难认为手足三阳经之所以多了一个原穴，是因为三焦虽然为六腑之一，但"为元气之别使""主持诸气"，故行气于诸阳经，因此，在诸阳经中三焦之气所过之处设置一个腧穴，称为原穴，使三焦之气与诸阳经贯通共为一气。

【意义与发挥】

1. 本难意义

以手足三阳经之所以多一个原穴（实际手足三阴经也有原穴），强调三焦为

"元气之别使""主持诸气"，对经脉之气运行的重要意义。即元气经三焦通行于十二经，这一理论对后世针灸临床有重要指导意义。

2. 五输穴和原穴

井、荥、输、经、合五输穴是手足阴阳经脉中的五个特定穴位，合称五输（《难经》作"俞"，下同）穴，《灵枢·九针十二原》和六十八难有具体描述。原穴是脏腑经气输入于腕踝关节附近的穴位，在六十六难有详细讨论。虽然本难只说明属六腑的手足三阳经有原穴而"脏井荥有五，腑独有六"，但实际上五脏亦有原穴，不过五脏所属的手足三阴经"以输为原""输原合一"，而不专门另立一穴而已。

复习思考题

为什么"脏井荥有五，腑独有六"？

六十三难

【提要】

本难说明十二经脉皆以井穴为始的道理和意义。

【原文】

六十三难曰：《十变》[1]言，五脏六腑荥合[2]，皆以井为始者，何也？

然：井者，东方春也，万物之始生。诸蚑行喘息，蜎飞蠕动[3]，当生之物，莫不以春生。故岁数[4]始于春，日数始于甲[5]，故以井为始也。

【注释】

[1]《十变》：古医经，现已佚亡。

[2]荥合：此处泛指五脏六腑的井、荥、输、经、合等穴位。

[3]蚑（qī）行喘息，蜎（xuān）飞蠕动：蚑，虫行之状貌；蚑行喘息，指虫类开始行动呼吸。蜎，飞行；蜎飞蠕动，指昆虫开始飞走爬行。全句意谓春天一到，生物恢复生机，开始活动。

[4]岁数：岁，年岁。数，历数、时序。

[5]甲：古代纪年、月、日、时的符号是天干、地支。甲，纪日的次序开始于甲。

【经文分析】

本难说明十二经脉五输穴皆以井穴为始的道理。

五输穴配五行，井穴属甲木、东方、春天，天气始于东，一年（岁数）始于春，日数（十天干）始于甲，故"所出为井"，井穴就好像日出的东方和生机发陈的春天，是万物开始发萌、生长的象征，因此，十二经脉经气皆以井穴作为经气起始的部位。

【意义与发挥】

1. 本难意义

本难从五行学说角度说明十二经脉皆以井穴为始的道理。之所以命名其为井穴，系以地中之水从井中涌出，类比于人体内经脉之气由井穴开始出于体表。明代张景岳言："脉气由此而出，如井泉之发，其气正深也。"五输穴由井开始，如自然界泉溪之流的出、溜、注、行、合（入），井穴就是水流之所出。

2. 对后世的影响

本难专论井穴，对后世有很大影响。明代杨继洲的《针灸大成·卷五》就详细论述了井穴的名称、部位、主治病症和针灸方法。井穴现代临床常用于急救和放血治疗。

复习思考题

1. 为什么"五脏六腑荥合，皆以井为始"？
2. 井穴在临床上常用于治疗哪些疾病？

六十四难

【提要】

本难以五行及天干的阴阳刚柔配合关系说明阴阳经五输穴的不同。

【原文】

六十四难曰：《十变》又言，阴井[1]木，阳井[2]金；阴荥火，阳荥水；阴俞土，阳俞木；阴经金，阳经火；阴合水，阳合土。阴阳皆不同，其意何也？

然：是刚柔[3]之事也。阴井乙木，阳井庚金。阳井庚，庚者，乙之刚也；阴井乙，乙者，庚之柔也。乙为木，故言阴井木也；庚为金，故言阳井金也。余皆放[4]此。

【注释】

[1] 阴井：阴经的井穴。以下"阴荥"等义同。
[2] 阳井：阳经的井穴。以下"阳荥"等同义。
[3] 刚柔：指阴阳的属性，阳刚阴柔。亦用以代表阴阳。
[4] 放："仿"的通假字。

【经文分析】

阴经和阳经五输穴的五行属性有如下的不同。

阴经：井——木；荥——火；俞——土；经——金；合——水。

阳经：井——金；荥——水；俞——木；经——火；合——土。

按十天干的五行属性及其阴阳刚柔关系，上述配属的道理是：

阴经井穴为乙木，乙为阴（柔）干，配属阳（刚）干庚，庚属金，故阳经之井穴属金。同理：丁（火）配壬（水）、己（土）配甲（木）、辛（金）配丙（火）、癸（水）配戊（土），其中丁、己、辛、癸为阴干，壬、甲、丙、戊为阳干，故阴荥火，阳荥水；阴俞土，阳俞木；阴经金，阳经火；阴合水，阳合土。

【意义与发挥】

1. 本难意义

本难以五行天干阴阳刚柔的配合关系，解释十二经脉中阴经和阳经的井、荥、俞、经、合各穴的五行属性（表10）。

表10　五输穴的五行属性

五输穴	井	荥	俞	经	合
阴经	乙（木）	丁（火）	己（土）	辛（金）	癸（水）
阳经	庚（金）	壬（水）	甲（木）	丙（火）	戊（土）

根据五行相生的关系，阴经井穴配以阴干乙和五行木，依次相生，因此，阴经五输穴的五行属性依次是木火土金水。为了阴阳配合，再结合五行刚柔的关系，阳经的井穴配以阳干庚和五行金，阳井金克阴井木，阳经五输与阴经五输依次相克，因此，阳经的五输穴的五行属性依次是金水木火土。而阴干乙与阳干庚是阴合阳，阳刚济柔阴，即"庚者乙之刚""乙者庚之柔"，在相克之中寓于相济，其余类推。阴经、阳经五输穴各自依次相生，而阳经五输对阴经五输克中互济。其意义在于说明，经脉和腧穴的正常关系，应阴阳相合、刚柔相济。

2. 临证运用

阳井金、阴井木，阳荥水、阴荥火，其余类推，可以作为五输穴针治五脏六腑疾病的穴位配伍依据。如肝经的荥火穴行间，火为木之子；肝经的合水穴曲泉，水为木之母，根据"虚则补其母""实则泻其子"的原则，肝经火盛，可泻行间，肝经虚者，可补曲泉。又如，肺经实证，金生水，取本经之合穴（水）尺泽，用泻法。肺经虚证，土生金，可取本经之输穴（土）太渊，用补法。

3. 十二经脉所属五输穴的名称及其阴阳属性

本难未说明十二经五输穴的名称，根据《灵枢·本输》和六十六难，并结合六十二难阴经"以俞代原"的原则，将五输穴与原穴列表如下（表11）。

表11　十二经五输穴与原穴

	五输穴	井	荥	俞	（原）	经	合
手足三阴经	五行属性	木	火	土		金	水
	手太阴经	少商	鱼际	太渊	太渊	经渠	尺泽
	足太阴经	隐白	大都	太白	太白	商丘	阴陵泉

手足三阴经	手少阴经	少冲	少府	神门	神门	灵道	少海
	足少阴经	涌泉	然谷	太溪	太溪	复溜	阴谷
	手厥阴经	中冲	劳宫	大陵	大陵	间使	曲泽
	足厥阴经	大敦	行间	太冲	太冲	中封	曲泉
手足三阳经	五输穴	井	荥	俞	（原）	经	合
	五行属性	金	水	木		火	土
	手阳明经	商阳	二间	三间	合谷	阳溪	曲池
	足阳明经	厉兑	内庭	陷谷	冲阳	解溪	足三里
	手太阳经	少泽	前谷	后溪	腕骨	阳谷	小海
	足太阳经	至阴	通谷	束骨	京骨	昆仑	委中
	手少阳经	关冲	液门	中渚	阳池	支沟	天井
	足少阳经	足窍阴	侠溪	临泣	丘墟	阳辅	阳陵泉

复习思考题

1. 说明手足三阴经和手足三阳经井荥俞经合的不同五行属性。

2. "阳井金""阴井木"有何临床意义？

六十五难

【提要】

本难运用五行学说，把腧穴与天地自然相类比的方法，论述五输穴"所出为井""所入为合"的道理。

【原文】

六十五难曰：经言所出为井[1]，所入为合[2]。其法奈何？

然：所出为井，井者，东方春也，万物之始生，故言所出为井也。所入为合，合者，北方冬也，阳气入藏，故言所入为合也。

【注释】

[1] 所出为井：所出，指各经经气之所流出。井，井穴。十二经经气都从井穴开始发出（流出），故谓"所出为井"。

[2] 所入为合：所入，指各经经气由浅表入行于深部。合，指合穴。合穴是十二经经气由浅表入行于深部之处，故谓"所入为合"。

【经文分析】

本难运用五行学说，通过把腧穴与天地自然相类比的方法，说明"所出为井""所入为合"的道理。

（阴经）井穴属木，类比于自然界春天和东方，春天和东方是万物始生的季节和地方，故井穴为经气所出之处。

（阴经）合穴属水，类比于自然界冬天和北方，冬天和北方是阳气入藏的季节和地方，故合穴为经气所入之处。

【意义与发挥】

1. 本难意义

本难以自然界春天和冬天、东方和北方类比，说明"所出为井""所入为合"

的道理。本难所提出的"所出为井"和六十三难"以井为始"的意义一样。"所
入为合"的意义在于强调"阳气入藏"的观点，值得重视。

2. 本难用阴阳五行学说解释五输穴中井与合的含义

把腧穴与天地自然相类比的方法，对手足三阴经井与合做出正确说明，而手
足三阳经五输穴的五行属性与阴经不同，因此，并不符合木（春）、水（冬）的
理论。但从五输穴的命名来看，井穴位于手足指端，是各经经气开始发出之处，
故谓"所出为井"；合穴位于四肢近肘膝关节之处，位置较深，为经气由浅表入行
深部之处，故谓"所入为合"，这种命名思想是很有道理的。

💡**复习思考题**

说明"所出为井""所入为合"的道理。

六十六难

【提要】

本难论十二经原穴的名称，及其与三焦、肾间动气的关系。重点论述了原穴在治疗脏腑疾病中的作用。

【原文】

六十六难曰：经言肺之原[1]出于太渊；心之原出于太陵[2]；肝之原出于太冲；脾之原出于太白；肾之原出于太溪；少阴之原出于兑骨[3]；胆之原出于丘墟；胃之原出于冲阳；三焦之原出于阳池；膀胱之原出于京骨；大肠之原出于合谷；小肠之原出于腕骨。十二经皆以俞为原者，何也？

然：五脏俞者[4]，三焦之所行，气之所留止也。

三焦所行之俞为原者，何也？

然：齐下肾间动气者，人之生命也，十二经之根本也，故名曰原。三焦者，原气之别使[5]也，主通行三气[6]，经历于五脏六腑。原者，三焦之尊号也，故所止辄为原。五脏六腑之有病者，皆取其原也。

【注释】

[1] 原：原穴。是脏腑的原气经过和留止的部位。十二经脉在腕、踝关节附近各有一个原穴，合为十二个原穴。

[2] 心之原出于太陵：此处心指手厥阴心包络，太陵，即大陵穴，在腕掌横纹的中点处，当掌长肌腱与桡侧腕屈肌腱之间。

[3] 少阴之原出于兑骨：少阴，指手少阴心经。"兑"通"锐"。兑（锐）骨即掌后尺骨小头，此指神门穴，位于腕横纹上，尺侧腕屈肌腱的桡侧缘。

[4] 五脏俞者：俞为腧和输的本字。在《内经》《难经》"俞"既泛指一切穴位的总称，又指五输穴和五输穴中的输穴，还指背俞穴。本难即是指五脏各经脉的腧穴。现今用"腧"泛指一切穴位的总称，如《腧穴学》的命名。"输"特指五输穴及五输穴中的第三个穴位输穴。而"俞"指背俞穴，如肺俞、脾俞等。

[5] 元气之别使：三焦是将元气运行到全身的特别使者。

[6] 三气：指上、中、下焦三部之气。

【经文分析】

1. 十二经原穴名称（表12）

表12　十二经原穴名称

	手足三阴经						手足三阳经					
	肺经	心经	肝经	脾经	肾经	心包经	大肠经	小肠经	胆经	胃经	膀胱经	三焦经
原穴	太渊	兑骨（神门）	太冲	太白	太溪	太（大）陵	合谷	腕骨	丘墟	冲阳	京骨	阳池

2. 十二经皆以输为原

实际上是指六阴经皆以输为原（六阳经另设一个穴位为原穴），其原因是五脏输穴是三焦之所行，气之所留止，故以输为原。

3. 三焦所行之俞（腧）为原

肾间动气在于脐下，为生命的原动力，十二经的根本，又称为元（原）气。三焦为原气的别使，能够把原气运行、布达于全身上、中、下焦及五脏六腑（十二经）。因此，将三焦行气于十二经的部位尊称为"原"，即三焦之气所运行停留的穴位称为原穴。

原穴的治疗作用：治疗五脏六腑疾病，即原穴是五脏六腑（十二经）常用治疗穴位（"五脏六腑之有病者，皆取其原也。"）。

【意义与发挥】

1. 本难意义

本难指出十二经原穴的名称，说明其取名为"原穴"的意义及在脏腑病治疗中的作用。其中关于"原"的意义的说明，既是对原穴重要性的强调，亦再一次指出三焦及肾间动气的重要生理功能，可与第二章有关三焦及命门的内容互参，深入体会《难经》命门学说的意义。

2. 阴经"以俞代原"

本难说"十二经皆以俞为原"，其实是手足三阴经五输穴中的输穴与原穴是同一个穴位，阴经才"以俞为原"，现常称为"以输代原"。而六阳经（六腑）则专有原穴，其输、原各一穴。

文中先提出"五脏俞者，三焦之所行，气之所留止"，后在下文又提出"三焦者，原气之别使也，主通行三气，经历于五脏六腑。原者，三焦之尊号也，故所止辄为原"。说明三焦所行之气，其留止之处，不仅为五脏俞，而且也包括六腑阳经之穴——原穴，因此，十二经之原穴皆为原气留止之处。

3. 与《内经》的关系

本难以五脏六腑所属十二经脉各一原穴为十二原，但《灵枢·九针十二原》则以五脏所属经脉左右两侧各有穴，合计十穴，再加"膏之原出于鸠尾""肓之原出于脖胦"，合称十二原。《灵枢·本输》亦述及六腑所属六阳经的原穴，内容与本难相同。

4. 原穴的针灸治疗作用

原穴为三焦之气所运行和留止之处，三焦为原气之别使，原气是脐下肾间动气，它是人体维持生命的动力，也是十二经脉的根本。三焦通行原气以达周身五脏六腑，促进脏腑功能的发挥，所以刺激原穴可以激发脏腑功能，以达到治疗疾病的目的。《灵枢·九针十二原》说："五脏有疾也，应出十二原，而原各有所出，明知其原，睹其应，而知五脏之害矣。"

（1）原穴诊断：根据原穴的反应变化，可推断脏腑功能的盛衰，以诊断脏腑疾病。

望诊：一望原穴区域有无出现红晕、苍白、青紫等色泽变化；二望原穴有无瘀斑、丘疹、凹陷等形态异常反映，以诊断疾病的病位、病性。如：太渊见点状红赤，或伴有丘疹，乃为肺热咳嗽等。

按诊：用指腹按压原穴测知异常感觉和形态变化。如：按压穴区出现胀痛、灼热、针刺、触电样感觉等，一般有急性或炎性病变，酸麻感多属慢性病，麻木则为顽固性疾病，形态异常如条索状、结节状等一般多属慢性病。

（2）原穴治疗：原穴有祛邪和扶正补虚的功能，用来治疗脏腑疾病，特别是五脏的病变。如阴虚肝旺的高血压、头晕目眩或郁怒伤肝的手足拘挛证，可取肝经原穴太冲，配阳明经原穴合谷，二穴结合，阴阳上下，刚柔相济，同气相求，称为"四关"，颇具养血理气、平肝息风、通经除湿之功。肾虚之证取太溪、脾虚之证取太白、失眠健忘配神门等都是针灸辨证处方的规则。

🔍 **复习思考题**

1. 指出十二原穴的名称。

2. 说明十二原穴与三焦、肾间动气的生理关系。

3. "五脏六腑之有病者，皆取其原也"对临床有何指导意义？

六十七难

【提要】

本难论五脏俞穴和募穴在部位上的阴阳属性及其治疗作用。

【原文】

六十七难曰：五脏募[1]皆在阴[2]，而俞[3]皆在阳[4]者，何谓也？

然：阴病行阳，阳病行阴。故令募在阴，俞在阳。

【注释】

[1] 募：募穴。五脏的募穴位于胸腹部，是五脏所属经脉经气聚集之处。

[2] 阴：在此指胸腹部。

[3] 俞：指五脏位于腰背部的背俞穴。俞，同"输"，有转输之义，五脏俞是五脏经气由腰背部转输出入之处。

[4] 阳：在此指腰背部。

【经文分析】

本难论五脏俞穴和募穴及其治疗作用。

1. 五脏的募穴和背俞穴

五脏在胸腹部皆有一募穴，该穴是五脏经气聚集之处。五脏募穴见表13。

表13　五脏募穴名称

五脏	肝	心	脾	肺	肾
募穴	期门	巨阙	章门	中府	京门

五脏在腰背部膀胱经上亦各有一背俞穴，该穴是五脏经气出入之处。五脏背俞穴见表14。

表 14　五脏俞穴名称

五脏	肝	心	脾	肺	肾
俞穴	肝俞	心俞	脾俞	肺俞	肾俞

2. 五脏俞、募穴的生理、病理及治疗作用

俞穴和募穴是脏腑经脉之气转输和聚集之处，亦是病邪出表入里的地方。生理上，经气可以通过俞、募穴由阴出阳，由阳入阴，阴阳交通而维持内外协调平衡。病理上，"阴病行阳，阳病行阴"，俞、募穴亦是病邪由里出表，由表入里之处。因此，治疗内部脏腑的病变，可以针刺腰背部的俞穴，以透达邪气；治疗体表部位的病变亦可以针刺胸腹部的募穴，以引导内脏之气出于体表。此即"阴病治阳，阳病治阴"。

【意义与发挥】

1. 本难意义

本难讨论了五脏腹募和背俞穴的阴阳部位区别，即"五脏募皆在阴"和"五脏俞皆在阳"。并从阴病行阳、阳病行阴说明募穴和俞穴的生理、病理及治疗作用。

2. 六腑俞、募穴

本难虽言五脏的俞、募穴，但未论述具体穴位名称，也未提六腑的俞、募穴，但六腑的俞、募穴也和五脏一样。而《针灸甲乙经》和《千金翼方》《铜人针灸图经》均记载有脏和腑的背俞和募穴的名称及部位。六腑俞穴和募穴的生理、病理亦与五脏的俞、募穴相同，六腑的俞、募穴见表15。

表 15　六腑俞、募穴名称

六腑	胆	小肠	胃	大肠	膀胱	三焦
俞穴	胆俞	小肠俞	胃俞	大肠俞	膀胱俞	三焦俞
募穴	日月	关元	中脘	天枢	中极	石门

3. 临证运用

俞、募穴是五脏六腑之气输注、聚集于背胸部的特定穴。募穴是五脏所属经脉之气聚集于胸腹之处；俞穴是五脏六腑经气转输于腰背部的腧穴。生理上俞、

募穴是脏腑之气所输注、结聚的部位，经气可以通过俞、募穴由阴出阳、由阳入阴，阴阳交通而维持内外协调平衡。病理上俞、募穴最能反映脏腑功能的盛衰，故可用于诊治相应脏腑的疾病。俞、募穴局部出现的各种异常反映如敏感、压痛、结节、凹陷、出血点、丘疹及温度、电阻变化等，常被用来诊查相应脏腑的病症。

如肺癌病人肺俞穴常有压痛；气管炎病人膻中穴多有压痛；肾俞穴出现结节、压痛者，常可辅助诊断泌尿系统疾病。治疗上由于阴阳经络，气相交贯，脏腑腹背，气相通应，阴病行阳，阳病行阴，因此，在治疗时应遵从"善用针者，从阴引阳，从阳引阴"（《素问·阴阳应象大论》）。属阴的病证（脏病、寒证、虚证），可以取治位于阳分（背部）的背俞穴；属于阳的病证（腑病、热证、实证），可以取治位于阴分（胸腹部）的募穴。

💡 **复习思考题**

1. 说明五脏背俞穴和募穴的名称。
2. 说明五脏俞、募穴的生理、病理及其治疗作用。

六十八难

【提要】

本难论五输穴井、荥、俞、经、合穴取名之义及其主治病证。

【原文】

六十八难曰：五脏六腑，皆有井、荥、俞、经、合[1]，皆何所主？

然：经言所出为井[2]，所流为荥[3]，所注为俞[4]，所行为经[5]，所入为合[6]。井主心下满，荥主身热，俞主体重节痛，经主喘咳寒热，合主逆气而泄。此五脏六腑井、荥、俞、经、合所主病也。

【注释】

[1] 井、荥、俞、经、合：五输穴的名称，皆位于十二经脉在四肢远端处，为针灸治疗常用穴位。

[2] 所出为井：井为水之源泉，比喻井穴乃经气开始发出之处。

[3] 所流为荥：荥为小水流，比喻流过荥穴的经气尚较微弱。

[4] 所注为俞：注，流入；俞同输，转输之意，比喻输穴的经气渐盛，如水流所灌注转输到他处。

[5] 所行为经：行，流通；经同径，较大的水流，比喻经穴的经气旺盛，流径较大，如河水一样流通向前。

[6] 所入为合：由浅入深为入；合，汇合。比喻经气从合穴深入，足以灌注深远部位，可进入体内脏腑，如百川汇合于大海。

【经文分析】

本难论五输穴取名之义及其主治病证。

1. 五输穴取名之义

五输穴位于四肢远端，其取名之义体现了各经经气由始生到渐盛，运行部位由表浅到深部的情况，把气血在经脉中运行的情况，用自然界的水流现象作比喻。

"井"：如地下泉水初出，微注而浅，经气所出。

"荥"：小水成流，经气流过之处。

"输"：小流渐大可输送、灌注，经气由浅入深。

"经"：水在通畅的河中流过，经气所行径的部位。

"合"：水流汇合而深入，经气汇合深入。

表明经气从远端至近端渐次由小而大、由浅而深。根据气血的浅出、成流、灌注、通行、深入的不同特点，而取名。

2. 五输穴主治病证

五输穴因其性质不同，故主治病证亦不同。

（1）井主心下满：井属木，针刺井穴能助肝木之疏泄，故可治气机郁滞而致的心下满。井穴可治心下痞满是因为：阴"井"木，内应肝，可抑木扶土；阳"井"金，内应大肠腑，传导之官，以通为用，均可治痞满。

（2）荥主身热：荥属火，针刺荥穴有清热泻火作用，故可治身热。如劳宫为手厥阴心包之荥穴，泻之以清心泄热治疗中风；内庭为足阳明胃经荥穴，可清泻阳明积热，治疗胃火牙痛、食滞肠胃等病。

（3）输主体重节痛：输属土，脾土主肌肉四肢，故针刺输穴可治体重节痛。因为阴"输"土，应脾，主运化水谷精微及水湿；阳"输"木，应肝胆，主疏泄，调畅气机。二者均可治体重节痛。

（4）经主喘咳寒热：经穴可治喘咳寒热类疾病，阴"经"金，应肺，主皮毛司呼吸；阳"经"火，应心，火克金，火邪易犯肺。故针刺经穴可治邪犯皮毛所致之寒热及肺气失常所致之喘咳。

（5）合主气逆而泄：合属水，阴"合"水，应肾，下焦虚寒，下元不固，可见气逆滑泄；肾阴不足，肾气上逆，也可见气逆烦热等症。阳"合"土，应脾胃，胃以降为和，胃气不降，见上逆；脾以升为健，脾不健运，见飧泄。均可治逆气而泄。故针刺合穴可治气逆而泄。

【意义与发挥】

1. 本难意义

（1）十二经脉井、荥、俞（输）、经、合穴，由四肢末端向肘、膝部分布，其命名体现了经气由微而盛，由浅表而渐深的变化情况。即将经气类比于江河不同阶段的流势，可参阅《灵枢·九针十二原》和六十五难。

（2）本难五输穴的主治作用及其与五脏病证的关系，是以阴阳五行，再配合五脏功能来加以说明。正如《难经集注》中所言："井者木，木者肝，肝主满也；荥者火，火者心，心主身热也；输者土，土者脾，脾主体重也；经者金，金主肺，肺主寒热也；合者水，水主肾，肾主泄也。"

2. 临证运用

本难所言五输穴主治病证，主要着眼于各类穴位的五行属性及与五脏的关系，临床上五输穴的治疗作用甚广。如《素问·水热穴论》有"取俞以泻阴邪""取合以虚阳邪""取井以下阴逆""取荥以实阳气"之说。《灵枢·顺气一日分为四时》曰："病在脏者，取之井。病变于色者，取之荥。病时间时甚者，取之俞。病变于音者，取之经……病在胃及以饮食得病者，取之合。"《灵枢·邪气脏腑病形》言："荥输治外经，合治内府。"

五输穴主治病症各有特点：如井穴可开窍醒神，临床多用于治疗发热、昏迷、胸中烦闷和急救等。荥穴清热泄火，可用于治疗热病。输穴可用于治疗发作性病症、关节痛等。经穴可用于治疗喘咳和咽喉病症。合穴可用于治疗肠胃等六腑病症。

复习思考题

1. 何谓五输穴？其取名意义是什么？
2. 简述五输穴的主治病证。
3. 本难提出五输穴的治疗特点和《内经》有何异同？

第六章

治法

《难经》所论治则治法主要是针刺方法，在《内经》针灸治法的基础上，《难经》治法尤其强调了针刺虚实补泻的道理，以及基本针刺方法、母子补泻等具体的针刺方法，同时也论述了配穴治疗等补泻的灵活运用方法及候气调气方法，此外，还论述了四时针法、五输穴针刺应用，以及治未病的思想。其中，尤其以泻南补北治法，以及各种补泻治疗方法，对后世影响较大。

六十九难

【提要】

本难运用五行母子相生关系提出补虚泻实的针刺治疗方法。

【原文】

六十九难曰：经言虚者补之，实者泻之，不实不虚，以经取之。何谓也？

然：虚者补其母，实者泻其子[1]，当先补之，然后泻之。不实不虚，以经取之者，是正经自生病[2]，不中他邪也，当自取其经，故言以经取之。

【注释】

［1］虚者补其母，实者泻其子：母、子指五行相生的子母关系，生我者为母，我生者为子。虚者补其母谓本经、本脏之虚可以用补五行相生关系上属母之经上的腧穴，或补本经中属母的腧穴治疗。实则泻其子谓本经或本脏之实，治疗时可用泻属子之经的腧穴，或泻本经上属子之腧穴治疗。

［2］正经自生病：本经（本脏）的原发病，而不是受他经传来或他经虚实影响所致的病变。可参阅四十九难。

【经文分析】

本难论运用五行相生关系补虚泻实的治疗方法。

1. 虚者补其母

生我者为母，母能令子实，故对某一经（脏）的虚证，可于针刺治疗时采用补母经（母脏）或母穴的治疗方法。如：肺经（属金）虚，针刺时可取脾经（属土、为母）的输穴（亦属土）太白，用补法（异经补母）。或取本经之输穴（属土）太渊，用补法（本经补母）。

2. 实者泻其子

我所生者为子，子能令母虚，故对某一经（脏）的实证，可于针刺治疗时采用泻子经（子脏）或子穴的治疗方法。如肺经（属金）实，针刺时可取肾经（属水、为子）的合穴（亦属水）阴谷，用泻法（异经泻子）。或取本经之合穴（属水）尺泽，用泻法（本经泻子）。

3. 不实不虚，以经取之

病无明显虚实（邪）征象，乃本经经气失调，非由他经经气虚实影响所致（正经自生病，不中他邪），治疗当于本经上选取适当穴位，调理经气，不必行子母补泻之法针刺治疗。

【意义与发挥】

1. 本难意义

本难提出针灸补虚泻实的配穴处方原则，即根据五行学说采用"虚者补其母，实者泻其子"的治疗方法，针刺治疗上五脏子母补泻的选穴必须根据五脏（手足三阴经）及每经上的五输穴的五行属性进行选择，即用异经子母补泻和本经子母补泻，是为针灸治病时所应遵循的基本法则。

2. 对药物疗法的指导意义

如脾胃虚弱，不能滋养肺，而致肺虚脾弱者，可以用"培土生金"法。肾阴亏损而导致的肝阴不足证，可以用滋水涵木法。肺虚不能输布津液以滋肾，或肾阴不足，精气不能上滋于肺，而致肺肾阴虚者，可以用金水相生法。肝气亢逆而致的呕血，可以用泻心火的方法治疗等。都体现了这一治疗法则。

3. 不实不虚，以经取之

《灵枢·经脉》及《灵枢·禁服》都提到"不盛不虚，以经取之"，对虚实（邪）征象不明显的病症，宜取本经腧穴灸刺，以调理经气，不必行子母补泻之法。《素问·调经论》将血气未并，气血无明显偏盛偏衰的状况称为"微病"，即病变在肌表毫毛、骨等，但未入脏腑经络，故有"神之微""气之微""血之微""形之微""志之微"的论述，并提出心肺肝脾肾五脏之微病的症状特征，治疗手法则平补平泻，或用平和药物调之，也称"以经取之"。但这和本难的"不实不虚，以经取之"不同，本难重点说明脏腑间病邪的传变，临床往往是虚实夹杂，病变较复杂。

💡 复习思考题

1. 简述"虚者补其母，实者泻其子"的含义，临床如何运用？
2. 结合《内经》谈谈你对"不实不虚，以经取之"的理解和应用。

七十难

【提要】

本难论按四时季节确定针刺部位浅深及运针的手法。

【原文】

七十难曰：春夏刺浅，秋冬刺深者，何谓也？

然：春夏者，阳气在上，人气[1]亦在上，故当浅取之。秋冬者，阳气在下，人气亦在下，故当深取之。

春夏必致一阴，秋冬必致一阳[2]者，何谓也？

然：春夏温，必致一阴者，初下针，沉之至肾肝之部[3]，得气，引持之阳[4]也。秋冬寒，必致一阳者，初内[5]针，浅而浮之，至心肺之部[6]，得气，推内之阴[7]也。是谓春夏必致一阴，秋冬必致一阳。

【注释】

[1] 人气：《难经正义》："阳气者，谓天地之气也。人气者，谓营卫之气也。"人气指人体经络营卫之气，即经气。

[2] 春夏必致一阴，秋冬必致一阳：致，同"至"；一，立刻达到；阴、阳，指针刺的深浅部位，深部为阴，浅部为阳。即春夏针刺需直达深部，秋冬针刺需直取浅部。

[3] 肾肝之部：肝主筋，肾主骨，肾肝之部相当于筋骨部位，即深部（阴）。

[4] 引持之阳：引，引导；持，持起。即把阴（肝肾，深）部之气引到阳（浅）部。"阳"，《难经校释》（人卫版）为"阴"。

[5] 内：通"纳"，指进针。

[6] 心肺之部：心主血脉，肺主皮毛，心肺之部相当于皮毛、血脉部位，即浅部（阳）。

[7] 推内之阴：内，同"纳"。即把浅部之气推纳入阴分（深部）。"阴"，《难经校释》（人卫版）为"阳"。

【经文分析】

本难论按季节确定针刺部位的浅深及运针手法。

1. 春夏浅刺，秋冬深刺

按时令季节确定针刺浅深的原则见表16。

表16　依据季节确定针刺深浅的原则

季节	自然界	人体	针刺浅深
春夏	阳气在上	人气亦在上（表浅）	当浅取之
秋冬	阳气在下	人气亦在下（深入）	当深取之

2. 春夏必致一阴，秋冬必致一阳

春夏温（阳盛于表），必致一阴（引在里的经气达表）。手法：初下针，沉之至肾肝之部，得气引持之阳。即春夏气候温暖，针刺时必须致一阴，在开始下针时，深刺至肝肾所主的筋骨部，待得气后，再将针提举以引肝肾的经气上达阳分。

秋冬寒（阳藏于里），必致一阳（纳在表之人气于里）。手法：初纳针，浅而浮之至心肺之部，得气推纳之阴。即秋冬气候寒冷，针刺时必须致一阳，在开始进针时，要浅刺到心肺所主的血脉皮肤部，得气后，再将针推进以送入心肺的经气深达阴分。

【意义与发挥】

1. 本难意义

本难讨论了四时不同的针刺方法，并结合阴阳属性，按经气升浮潜藏说明病有浮沉、刺有浅深的道理。

2. 与《内经》的关系

本难所论春夏浅刺、秋冬深刺的理论，在《内经》多篇均有相关论述。如《灵枢·终始》言："春气在毛，夏气在皮肤，秋气在分肉，冬气在筋骨，刺此者，各以其时为齐（剂）。"这是生气通天的道理，人体的经气随着自然界的气候有升降、出（表）入（里）的变化，人与天地四时相参而形成一定的生命节律，故针刺亦要顺应这些节律。春夏人之经气随自然界阳气升浮故应浅刺，秋冬人之经气随自然界阳气潜藏故应深刺。

这种手法与《素问·四气调神大论》的"春夏养阳、秋冬养阴"及《素问·阴阳应象大论》中的"从阴引阳、从阳引阴"的精神一致，是《内经》"人与天地相参"的整体观在针刺手法上的具体体现，也是《难经》刺法对《内经》"因时制宜"思想的补充和进一步发挥。"致一阴""致一阳"体现的就是既照顾到季节阴阳运行的特点，又沟通表里，协调阴阳的治法思想。

复习思考题

1. 结合《内经》，说明为什么针刺要"春夏浅刺，秋冬深刺"？
2. 说明"春夏必致一阴，秋冬必致一阳"的具体运针手法。

七十一难

【提要】

本难论"刺荣无伤卫，刺卫无伤荣"的具体手法。

【原文】

七十一难曰：经言刺荣无伤卫，刺卫无伤荣，何谓也？

然：针阳[1]者，卧针[2]而刺之；刺阴[1]者，先以左手摄按所针荣俞[3]之处，气散乃内针。是谓刺荣无伤卫，刺卫无伤荣也。

【注释】

[1] 针阳、刺阴：阴、阳指针刺部位的深浅，浅为卫分，属阳；深为荣分，属阴。

[2] 卧针：进针角度小，针具若卧于皮肤上，故称卧针。即现代针灸学之"平刺"。

[3] 摄按所针荣俞：摄，持起，牵引。按，按揉；荣俞，原为五输穴（井、荣、输、经、合）之二穴，但此处泛指腧穴。

【经文分析】

本难论"刺荣无伤卫，刺卫无伤荣"的具体手法。

（1）刺卫无伤营：卫属阳，刺卫即针刺阳分（治属阳的病变或调治阳气），应浅刺肌表，采用卧针平刺（进针角度约为15°）以免伤及深层荣分。

（2）刺荣无伤卫：荣属阴，刺荣即针刺阴分（治属阴病变或调治阴气），进针前要先用左手揉按将要针刺的腧穴部位，使在表的卫阳之气散开后才进针，以免伤及浅层卫分。

【意义与发挥】

1. 本难意义

本难主要通过针刺营卫病变的手法，说明了进针的深浅，必须根据疾病的具体情况而定，卫属阳，部位浅，治属阳的病变或调治阳气应浅刺，以免伤及营气；营属阴，部位深，治属阴病变或调治阴气应深刺，以免伤及卫气。其次讨论了浅刺、深刺的施针手法。

2. 与《内经》的关系

（1）针刺深浅有别：《素问·刺齐论》："刺骨无伤筋，刺筋无伤肉，刺肉无伤脉，刺脉无伤皮，刺皮无伤肉，刺肉无伤筋，刺筋无伤骨。"所论与本难"刺荣无伤卫，刺卫无伤荣"意义相同。针刺候气时对深浅度要做到心中有数，有的放矢。如当深反浅，则未及于营而反伤卫；当浅反深，则诛伐太过而损及于营。

（2）针刺手法：本难"卧针而刺之"即《灵枢·官针》的"浮刺"之法。"刺阴者，先以左手摄按所针荣俞之处，气散乃内针。"针刺时要先摄按应针的穴位，使卫气散开，然后深刺，以免伤及卫气。这种手法亦见于《内经》诸篇。如《灵枢·刺节真邪》言："用针者，必先察其经络之虚实，切而循之，按而弹之，视其应动者，乃后取之而下。"《素问·离合真邪论》言："不足者补之，奈何？岐伯曰：必先扪而循之，切而散之，推而按之，弹而怒之，抓而下之，通而取之，外引其门，以闭其神。"这些均属催动经气的辅助手法，在临床上是有实际意义的。

3. 临证运用

（1）卧针而刺之：现又称横刺、沿皮刺、平刺。针身与皮肤表面呈15°角刺入，适于皮肉浅薄处穴位，如头面部、胸部正中线穴，也适用于针刺透穴时使用。

（2）针刺强调双手配合：针刺操作必须双手施术，这是在《内经》已确定的原则，本难"刺阴者，先以左手摄按所针荣俞之处，气散乃内针"和《七十八难》指出"知为针者，信其左，不知为针者，信其右"，说明《难经》特别强调左手（押手）的作用。

💡**复习思考题**

1. 针刺时如何做到"刺荣无伤卫，刺卫无伤荣"？
2. 请结合《内经》谈谈"左手摄按所针荣俞之处，气散乃内针"的意义。

七十二难

【提要】

本难介绍了针刺迎随补泻调经气的手法。

【原文】

七十二难曰：经言能知迎随[1]之气，可令调之；调气之方，必在阴阳。何谓也？

然：所谓迎随者，知荣卫之流行，经脉之往来也。随其逆顺而取之，故曰迎随。调气之方，必在阴阳者，知其内外表里，随其阴阳而调之，故曰调气之方[2]，必在阴阳。

【注释】

[1] 能知迎随：迎，即逆；随，即顺。迎随为针刺补泻手法，针尖逆经气运行方向进针者为迎，针尖顺经气运行方向进针者为随。迎为泻法，随为补法。

[2] 调气之方：方，法也。指调治经气的方法。

【经文分析】

本难论针刺的迎随补泻手法。

针刺必须知道阴阳经经气的运行走向（营卫之流行；经脉之往来），即《灵枢·逆顺肥瘦》："手之三阴从脏走手，手之三阳从手走头，足之三阳从头走足，足之三阴从足走腹。"描述了十二经脉的走行方向。按病之阴阳（内外表里）正确施以迎随补泻手法，才能通过调治经气以治愈疾病。

迎：针尖与经气运行方向相逆，迎经气运行方向而进针——泻法。

随：针尖与经气运行方向相顺，随经气运行方向而进针——补法。

【意义与发挥】

1. 本难意义

从营卫气血的运行和分布情况来分析迎随逆顺的意义。气血的运行有顺有逆，分布部位有浅有深，功能变化有盛有衰，根据不同情况采用或顺（随）或逆（迎）的方法，即可达到补虚泻实的作用。迎随补泻是现代针刺七种基本补泻手法之一。

2. 与《内经》的关系

"迎随"其名始见于《内经》，《灵枢·九针十二原》指出："往者为逆，来者为顺，明知逆顺，正行无问。迎而夺之，恶得无虚？追（随）而济之，恶得无实？迎之随之，以意和之，针道毕矣。"《灵枢·小针解》对此解释说："迎而夺之者，泻也；追而济之者，补也。"《灵枢·终始》也说："泻者迎之，补者随之，知迎知随，气可令和。"由此可看出，人体的气血往来有逆有顺，针刺时可逆其经气以泻其邪，顺其经气以补其正，从而达到补虚泻实的治疗作用。

3. 迎随的具体手法

后世医家对于迎随补泻针法的具体应用，大概包括以下几种（表17）。

表17　迎随补泻针法的具体应用

迎（泻）	随（补）
针尖逆经脉走向	针尖顺经脉走向
吸气时进针，呼气时出针	呼气时进针，吸气时出针
经气开始到来时进针	经气去时进针
泻其子为迎	补其母为随
逆时针方向捻转	顺时针方向捻转
疾进针，徐出针	徐进针，疾出针

💡 **复习思考题**

1. 按本难内容，说明针刺的迎随手法。

2. 结合《内经》，谈谈你对迎随补泻手法的理解。

七十三难

【提要】

本难通过刺荥泻井法，讨论了针刺时五输穴可以相互替代配合的道理。

【原文】

七十三难曰：诸井者，肌肉浅薄，气少，不足使[1]也，刺之奈何？

然：诸井者，木也；荥者，火也。火者，木之子，当刺井者，以荥泻之。故经言补者不可以为泻，泻者不可以为补。此之谓也。

【注释】

[1] 不足使：使，用。谓井穴处于手足指（趾）端，肌肉浅薄，经气微少，不足以施用补泻手法。

【经文分析】

（1）本难论针刺时可以用泻荥穴代替泻井穴的道理：由于五输穴井、荥、俞、经、合对应配属木、火、土、金、水，火为木之子，故当需要泻井穴（木）时，由于井穴处于指端，肌肉浅薄，经气微少，不足以用泻法，则可"实则泻其子"，用泻荥穴（火，木之子）代替之。

（2）针刺时应根据证候虚实，正确使用补泻方法——补者不可以为泻，泻者不可以为补。

【意义与发挥】

1. 本难意义

本难论针刺时可以用泻荥穴代替泻井穴，同样，当需要针刺五输穴里其他腧穴行补泻手法时，也可以根据母子关系，相互替代（虚者补其母，实者泻其子），达到补泻的目的。

2. "刺井以泻荥，补井当补合"

本难讨论了可以用泻荥穴代替泻井穴。而元代滑伯仁的《难经本义》则提出"若当补井，则必补其合"。《难经集注》引宋代医家丁德用之说，对刺井以泻荥，补井当补合，做了进一步说明："井为木，是火之母，荥为火，是木之子。故肝木实，泻其荥，肝木气虚不足多补其合。"

井穴处于指端，肌肉浅薄，经气微少，不足以用补泻之法，临床需要泻井时可泻其荥穴，需要补井时则补其合穴。其法则无论对阴经还是阳经都可以适用，如阳井属金，阳荥属水，阳合属土。阳荥为阳井之子，"实则泻其子"，泻井可以泻荥；阳合为阳井之母，"虚则补其母'，补井当可补合。

3. 与《内经》的关系

关于按子母补泻的取穴原则，根据五脏经脉的五行属性或每经上五输穴的五行属性进行选择，这在六十九难已详细论述。但《内经》针刺井穴治疗疾病也不乏例证。如《灵枢·热病》："气满胸中喘息，取足太阴大趾之端，去爪甲如薤叶，寒则留之，热则疾之，气下乃止。"即为哮喘实证泻足太阴隐白穴。又云："喉痹舌卷，口中干，烦心，心痛，臂内廉痛，不可及头，取手小指次指爪甲下，去端如韭叶。"热病入心经而泻手太阳井穴少泽。井穴虽处于指端，肌肉浅薄，而且针刺时痛感较明显，根据临床情况，可以用荥、合穴代替井穴施针。但治疗热病、中风闭证及中暑急救等，常用刺井穴出血以泻热之法，疗效较好，临证不可拘泥。

复习思考题

1. 为什么针刺治疗时可以用泻荥穴来代替泻井穴？
2. 结合《内经》谈谈"刺井以泻荥"有什么临床意义？

七十四难

【提要】

本难论不同季节针刺五输穴中不同腧穴的道理，并列举肝病说明五脏病变在声、色、臭、味、液的表现。

【原文】

七十四难曰：经言春刺井，夏刺荥，季夏刺俞，秋刺经，冬刺合者，何谓也？

然：春刺井者，邪在肝；夏刺荥者，邪在心；季夏刺俞者，邪在脾；秋刺经者，邪在肺；冬刺合者，邪在肾。

其肝、心、脾、肺、肾，而系于春、夏、秋、冬者，何也？

然：五脏一病辄有五[1]也。假令肝病，色青者肝也，臊臭者肝也，喜酸者肝也，喜呼者肝也，喜泣者肝也。其病众多，不可尽言也。四时有数[2]，而并系于春夏秋冬者也。针之妙要，在于秋毫[3]者也。

【注释】

[1] 五脏一病辄有五：五脏中任何一脏有病，都可以出现五种（多种）证候。五，指五脏各有声、色、臭、味、液五类不同症状。（参见三十四难、四十九难）

[2] 四时有数：数，规律。指四季各有其气候变化及与五脏相对应的规律。

[3] 秋毫：细微。野兽秋天长出的毫毛最细。

【经文分析】

本难论不同季节针刺不同五输穴的道理，及五脏病变在声、色、臭、味、液的表现。

1. 不同季节针刺不同腧穴

春：肝、井；邪在肝，春刺井。

夏：心、荥；邪在心，夏刺荥。

季（长）夏：脾、俞（输）；邪在脾，季夏刺俞（输）。

秋：肺、经；邪在肺，秋刺经。

冬：肾、合；邪在肾，冬刺合。

四时合五脏，四时之病与五脏相应，故可针刺五输穴中与各脏相应的腧穴。

2. 五脏一病辄有五

五脏各有声、色、臭、味、液，故一脏有病可以表现为多种症状。以肝为例：

五色：青、赤、黄、白、黑。故肝病色青。

五臭：臊、焦、香、腥、腐。故肝病臊臭。

五味：酸、苦、甘、辛、咸。故肝病喜酸。

五声：呼、笑、歌、哭、呻。故肝病喜呼。

五液：泣、汗、涎、涕、唾。故肝病喜泣。

声、色、臭、味、液亦与四时有关，如肝病春天色青，冬天迎风流泪（喜泣）等。

【意义与发挥】

1. 本难意义

（1）本难按五行理论，阐明了五输穴井、荥、输、经、合与春、夏、长夏、秋、冬相对应，进而主治五脏之病。

（2）列举肝病说明五脏病变在声、色、臭、味、液的表现。应与三十四难、四十九难合参。

2. 临证运用

本难认为五脏、五输合四时，四时之病与五脏相应，故可针刺与各脏相应的腧穴，为一种针刺选穴的方法。本难与七十难均讨论不同时令采用不同针刺方法的问题，七十难论针刺浅深的不同，本难则从五脏应四时及与五输穴相配角度论取穴的不同，虽然具体方法不同，但"因时治宜"的基本思想一致。

💡 复习思考题

1. 针刺时如何根据不同季节选取五输穴？

2. 根据五脏与声、色、臭、味、液对应关系，说明肝、心、脾、肺、肾病的相应证候表现。

七十五难

【提要】

本难针对肝实肺虚证，提出"泻南（火）补北（水）"的治疗方法，并阐明其治疗机制。

【原文】

七十五难曰：经言东方实，西方虚；泻南方，补北方，何谓也？

然：金木水火土，当更相平[1]。东方木也，西方金也。木欲实，金当平之；火欲实，水当平之；土欲实，木当平之；金欲实，火当平之；水欲实，土当平之。东方肝也，则知肝实；西方肺也，则知肺虚。泻南方火，补北方水[2]。南方火，火者木之子也；北方水，水者木之母也。水胜火，子能令母实，母能令子虚[3]，故泻火补水，欲令金不[4]得平木也。经曰：不能治其虚，何问其余。此之谓也。

【注释】

[1] 当更相平：更，更递，互相。平，去其有余，补其不足。当更相平，谓五行之间应当互相资生，互相制约，以保持平衡协调的状态。

[2] 泻南方火，补北方水：心属火配位于南方，肾属水配位于北方。即泻心经、补肾经。

[3] 子能令母实，母能令子虚：此二句特指心、肝、肺、肾之间的特殊关系而言。子能令母实，指病理上心火（子）过亢能令肝木（母）之气盛实；治疗上，滋肾水（子）能补益肺金（母）之阴津。母能令子虚，指滋肾水（母）能制肝木（子）之亢阳，且肾水（木之母）能制心火（木之子）。

[4] 不：《难经本义》："不字疑衍。"

【经文分析】

本难针对肝实肺虚证，提出"泻南（火）补北（水）"的治疗方法，并阐明其治疗机制。

1. 肝实肺虚证病机

在正常生理情况下，五脏之间按五行生克关系互相资生，互相制约，保持协调平衡的状态。

在病理情况下，肝（东方）实则肝阳亢旺，化火刑金（肺），即出现木火刑金的病理状态。而肺（西方）虚则不能克制肝木，反为亢实之肝木所反侮。（肺虚——主要是肺阴亏虚，可因肾水不足所致，亦可能是肝木侮金，肝火熏灼的结果）

2. "泻南方（火），补北方（水）"的治疗机制

泻南方火：心（火）为肝（木）之子，病理上"子能令母实"，故"实则泻其子"，泻心火以减除肝阳之亢实。另外，泻心火亦能制亢阳，灭火势，解除心肝合邪、木火刑金之为害。所以，泻南方（火）可使肺金不受肝木反侮，亦不受心肝之火所熏灼。

补北方水：肾水为肝木之母，"母能令子虚"，补肾水可滋肝阴以涵肝阳，使肝阳不致亢旺化火而刑金（因肝肾同源，肝阴源于肾阴）。另外，肾水还能抑制心火，使心肝之火不旺；亦能滋肺阴，使肺阴不亏，解除因木火刑金而致肺阴亏耗之病理状态。

基本原理在于：① 肾阴（北方水）为五脏阴精之本，既能滋肝阴以涵肝阳，又能制心肝亢旺之火，且能滋养肺阴以治其虚，一物三用，各得其宜。② 肝阳亢旺则化火，心（子）肝（母）合邪则木火刑金，泻心火既抑制本经亢旺之火气，又解决"子能令母实"的问题。故"补北方（水）"为固本，"泻南方（火）"为治标，标本同治而奏效。

【意义与发挥】

1. 本难意义

本难按五行生克的关系，探讨了五脏虚实的治疗规律，并针对木火刑金之肝实肺虚证，提出了"泻南方（火），补北方（水）"的治疗原则。

2. 与《内经》的关系

《素问·六微旨大论》云："亢则害，承乃制。"阴阳或五行，其中的一方偏胜或不足，则会破坏事物的相对稳定，从而出现"亢则害"的失常状态。纠正失常状态而达到新的动态平衡和稳定的调节机制须"承乃制"。

当人体五脏之间太过或不足时，就会使人体生理的整体平衡被打乱而出现疾病状态。采用"虚则补之，实则泻之"的方法，并利用五行生克规律，可间接通过对其他经或脏进行补泻以调理整体平衡。本难以肝实肺虚证为例，确立泻心火补肾水的治疗方法，实为对"木火刑金"之"害"最为有效的"承制"。故与王太仆"壮水之主，以制阳光；益火之源，以消阴翳"的论述，在治疗法则上有异曲同工之妙。

3. 临证运用

《古今名医汇粹》记载："丹溪先生曰：诸痿起于肺热，只此一句，便见治法大意。盖肺金体燥而居上，主气，畏火者也……火性炎上，若嗜欲无节，则水失所养，火寡于畏而侮所胜，肺得火邪而热矣。木性刚急，肺受热则金失所养，木寡于畏而侮所胜，脾得木邪而伤矣，肺热则不能管摄一身，脾伤则四肢不能为用，而诸痿之病作。经曰：东方实，西方虚，泻南方，补北方。夫泻南方则肺金清而东方不实，何脾伤之有？补北方则心火降而四方不虚，何肺热之有？"

《素问·痿论》言，痿因"肺热叶焦"，丹溪从五脏的生克关系论述了东方实西方虚致肺热的机制，因而丹溪治痿倡"泻南方，补北方"，创立了补肾清热的虎潜丸，对临床颇有指导意义。

4. 难点

注意本难与六十九难的不同，六十九难"虚者补其母，实者泻其子"，系根据治疗机制上五行之间有"母能令子实，子能令母虚"而言，为五行之间的一般关系，如肺气虚者，亦当补其母（培土生金）。

本难所言"母能令子虚"系指心、肝、肾之间的特殊病理关系——滋肾阴可以益肝阴以涵肝阳，补肾水（肝木之母）能制心火（肝木之子）而言，"子能令母实"亦是指滋肾阴可益肺阴（治疗上），心火能助肝阳之亢实（病理上）的特殊情况而言。要之，六十九难言其常（生理），本难言其变（特殊情况，病理），二者并不矛盾。

根据本难的思想，我们还应该学会灵活运用，即通过五行五脏的滋生、制约关系，来协调五脏间的相互关系，达到平调五脏的目的，因此，本难的治疗思想和方法，对其他五脏相互影响而形成的虚实证治疗，亦有重要指导意义。

🔍 复习思考题

1. 何谓泻南补北法？适用于什么病证？其治疗机制如何？
2. 结合《内经》，谈谈你对泻南补北法的理解。

七十六难

【提要】

本难论述了"从卫取气，从荣置气"的营卫补泻手法和补泻先后的原则。

【原文】

七十六难曰：何谓补泻？当补之时，何所取气？当泻之时，何所置气？

然：当补之时，从卫取气[1]；当泻之时，从荣置气[2]。其阳气[3]不足，阴气[3]有余，当先补其阳，而后泻其阴；阴气不足，阳气有余，当先补其阴，而后泻其阳。荣卫通行，此其要也。

【注释】

[1] 当补之时，从卫取气：卫，卫分，指表浅部位；取，取得，收取；气，泛指经气。针刺时初始浅刺卫分，得气后再推向深处，以收取流散的经气，是为补法。

[2] 当泻之时，从荣置气：荣，营分，指深层部位；置，弃置，放散。针刺时初始即深刺，得气后立即提捻引向浅部，以放散积滞之气，是为泻法。

[3] 阳气、阴气：此处指阳经之气和阴经之气。

【经文分析】

本难论"从卫取气，从荣置气"的营卫补泻手法和补泻先后的基本原则。

1. 荣卫补泻手法

（1）补法：从卫取气。初针时浅刺（卧针）卫分（表浅），得气，推纳于深部，以收取流散于表浅之经气。

（2）泻法：从荣置气。初针即直刺深层荣分，得气即引持至表浅卫分，以放散滞积于深部（经脉中）之经气（邪气）。

荣卫补泻法实际就是施针的浅深、先后，以收纳和宣散经气的针刺手法。

2. 针刺补泻先后原则

（1）阳（经）（表）气不足，阴（经）（里）气有余：当先补其阳（经），后泻其阴（经）。

（2）阴（经）（里）气不足，阳（经）（表）气有余：当先补其阴（经），后泻其阳（经）。

【意义与发挥】

1. 本难意义

本难讨论了营卫补泻手法和阴阳经（表里）之气有余或不足时，应先补后泻的治疗原则。

2. 与《内经》的关系

《灵枢·终始》曰："阴盛而阳虚，先补其阳，后泻其阴而和之。阴虚而阳盛，先补其阴，后泻其阳而和之。"与本难阴阳虚实补泻的原则基本一致。

疾病的产生是由于阴阳偏盛偏衰引起，调整阴阳的相对平衡，补虚泻实是针灸治病的重要法则。至于补泻的先后，应当根据具体情况，分清标本主次，先扶正后祛邪、先祛邪后扶正，或扶正与祛邪同时进行，应灵活掌握和运用，不可执一而论。

3. 营卫补泻手法对后世的影响

在针刺得气基础上，将针推进下插，引导卫气纳入深层，为补法；将针从深层动而上提，引导营阴之邪气向外发散，是泻法。"从卫取气，从荣置气"的补泻手法在针刺补泻中应用相当普遍，为后世确立的提插补泻、烧山火、透天凉、阳中隐阴、阴中隐阳、苍龟探穴等补泻手法的发展和应用提供了理论基础。

复习思考题

1. 说明"从卫取气，从荣置气"的补泻手法和意义。

2. 如何理解虚实补泻先后原则？

七十七难

【提要】

本难提出"上工治未病"的预防医学思想及治病应掌握疾病的传变规律。

【原文】

七十七难曰：经言上工治未病[1]，中工治已病[2]，何谓也？

然：所谓治未病者，见肝之病，则知肝当传之与脾，故先实其脾气，无令得受肝之邪，故曰治未病焉。中工者，见肝之病，不晓相传，但[3]一心治肝，故曰治已病也。

【注释】

[1] 上工治未病：上工，指医术高明的医生。治未病，指在疾病还没发生或尚未恶化时即积极采取措施预防其发生或恶化。

[2] 中工治已病：中工，指医术一般的医生。治已病，指等到疾病发生，或已传变时，才采取治疗措施。

[3] 但：只，只是。

【经文分析】

1. "治未病"的涵义

本难所言，见肝之病，知肝当传之与脾，为七传（贼邪），其病传变最剧，预后不好。因此，本难强调治未病是采取预防，或先手治疗的措施，防止疾病发生或发展（即阻断疾病传变加重）。这种治疗方法是在阴阳标本的前提下，所采取的积极主动的治疗方法。

2. "治未病"的意义

"上工治未病，中工治已病"说明治未病是一种高明的医疗技术。十三难说：

"上工者十全九，中工者十全八，下工者十全六。"即言治未病能提高治疗效果。

3. 本难所言"治未病"的方法

"见肝之病，则知肝当传之与脾，故先实其脾气，无令得受肝之邪"，是运用整体联系、发展变化的观点，掌握疾病的发展规律，把握疾病变化趋势，"先安其未受邪之地"，防止疾病发展、蔓延。

【意义与发挥】

1. 本难意义

已病防变是本难从治疗的角度提出"治未病"的治疗原则，是对《内经》从预防角度提出的"治未病"理论的发展和补充。这一理论成了后世中医治疗学说的重要思想和指导原则，如张仲景即明确提出"见肝之病，知肝传脾，当先实脾"的观点，无疑是直接继承了本难的思想。此外，如温病学说重救阴、伤寒学说重救阳等，也都是治未病思想的具体贯彻。

2. 与《内经》的关系

《素问·四气调神大论》提出"不治已病治未病"的"未病先防"思想，而本难提出的是"已病防变"的治未病思想，两者不同，构成了中医养生学和预防医学的基本原则。

"治未病"一词最早见于《内经》，除《素问·四气调神大论》外，《素问·刺热》和《灵枢·逆顺》也提及"治未病"。《素问·刺热》言："病虽未发，见赤色者刺之，名曰治未病。"此处所谓"未发"，实际上是已经有病变先兆存在，即疾病处于症状轻微，病邪轻浅的阶段，类似于唐代孙思邈所说的"欲病"，在这种情况下，及时发现，早期诊断治疗无疑起着决定性作用。

《灵枢·逆顺》谓："上工刺其未生者也；其次，刺其未盛者也……上工治未病，不治已病，此之谓也。"强调了在疾病发作之先，要把握时机，予以先手治疗，从而达到"治未病"的目的。

总结《内经》《难经》，治未病包含三种含义：一是防病于未然，强调摄生，预防疾病的发生；二是既病之后防其传变，强调早期诊断和早期治疗，及时控制疾病的发展演变（包括治微病）；三是后世医家归纳提出愈后防止疾病复发及治愈后遗症的观点（实际也在《内经》《难经》未病思想指导下提出）。

3. 临证运用

"治肝补脾"的方法临床有广泛运用。在中医防治疾病、养生保健的很多领域都运用了这一谋略，它也是至今为止我国卫生事业所遵循的"预防为主"战略思想的基础。它包括未病先防、已病防变（防微杜渐）和愈后防复等多个方面的内容，这就要求我们不但要治病，而且要防病，不但要防病，而且要注意阻挡病变发生的趋势、并在病变未产生之前就想好能够采用的救急方法，这样才能掌握治疗疾病的主动权，达到"治病十全"的"上工之术"。

🔍 复习思考题

1. 本难提出"治未病"原则的涵义是什么？如何理解和运用这一原则？
2. 结合《内经》，谈谈你对中医"治未病"思想的理解和运用。

七十八难

【提要】

本难论呼吸针刺补泻手法及双手配合候气补泻的针刺方法。

【原文】

七十八难曰：针有补泻，何谓也？

然：补泻之法，非必呼吸出内针[1]也。知为针者，信其左[2]；不知为针者，信其右[2]。当刺之时，先以左手厌[3]按所针荥俞[4]之处，弹而努之[5]，爪而下之[6]，其气之来，如动脉之状，顺针而刺之，得气，因推而内之，是谓补；动而伸之[7]，是谓泻。不得气，乃与男外女内[8]；不得气，是为十死不治也。

【注释】

[1] 呼吸出内针：呼气或吸气时出针或纳针，为针刺补泻方法之一，病人呼气时进针，吸气时出针，为补法，反之为泻法。

[2] 信其左，信其右：信，相信，依靠、使用；左右，指医者施术的左手或右手。针刺时一般是右手持针，左手压按弹抓针刺部位。

[3] 厌：同"压"。

[4] 荥俞：代表一般腧穴，非特指荥穴、输穴。

[5] 弹而努之：医者用指轻轻弹击针刺部位，使该处气血努起（促进其流动）。

[6] 爪而下之：医者先用指甲切按针刺部位，然后进针。可以促进经气聚集于局部。

[7] 动而伸之：左手轻轻弹动针孔周围；伸，引出。得气后捻动针柄，引导经气外出。

[8] 男外女内：外，持针稍向外；内，纳针稍向内。

【经文分析】

本难论针刺补泻手法。

1. 针刺补泻手法

针刺补泻效果主要通过手法来达到，补泻手法有多种，除了呼吸补泻外，还有补法和泻法。

（1）补法：进针前先以左手按压所针穴位之处，轻弹之以激动经气，以指甲切按之以敛聚经气，然后趁经气之动而进针，得气后推针于深部以引纳经气入内。

（2）泻法：将出针时，以左手轻轻弹动所针穴位周围，捻动并引针外出。

2. 不得气，乃与男外女内

不得气：上述手法仍未能达到"得气"的效果。

男外：把针稍向上提。男子属阳，阳主外，气行较浅。

女内：把针稍向深刺。女子属阴，阴主内，气行较深。

再三导引仍不得气：经气已绝——十死不治。

【意义与发挥】

1. 本难意义

本难阐述了除"迎随补泻"和"呼吸补泻"外，左右手配合的一种针刺补泻手法，特别强调针刺前左手手法的重要性。

2. 押手的意义

运用按压、弹努、爪切、动伸等加强得气效应的手法，《内经》《难经》甚为强调，后世临床亦经常运用。本难所言左右手配合，与《灵枢·九针十二原》"右手推之，左持而御之"具有类似意义。

古人所指的"左右"并非拘泥于习惯哪只手，而是指针刺操作的"刺手"和直接作用于人体的"押手"。押手是针刺得气的辅助手法，对提高针刺疗效有十分重要的意义。在针刺前，运用押手辅助，可暴露揣按穴位、缓解紧张情绪、减轻疼痛、激发经气、分散卫气、协助进针、准确把握进针方向。

在行针过程中，押手可催气或加强针感、控制针感方向使气至病所；出针时可扪按针孔完成补泻或防止不必要的出血、解除滞针，同时可固定针处薄弱皮肤减轻疼痛和皮下瘀血，消除不良针感，帮助病人肢体活动。

《素问·调经论》在论针刺方法时，多次提到押手，如"视其虚络，按而致之""按摩勿释，着针勿斥，移气于不足""按摩勿释，出针视之，曰我将深之，适人必革"等，这样就可以达到"精气自伏，邪气散乱，无所休息，气泄腠理，真气乃相得"的针刺治疗目的。

通过刺手和押手的配合，还可以加强医生和病人的沟通、交流，充分调动和发挥医、患双方的神气，以取得最佳的治疗效果，这也是《灵枢·本神》"凡刺之法，先必本于神"的具体体现。关于《难经》针刺手法运用的内容，可与七十、七十一、七十二、七十九及八十诸难合参。

3. 不得气与不治

"得气"一词出自《素问·离合真邪论》，针刺"以得气为故"。《灵枢·刺节真邪》也说"用针之类在于调气"。得气又称针感，是在针刺穴位后，经过手法操作或较长时间的留针，使病人出现酸、麻、胀、重等感觉，行针者则会感觉到针下有沉紧、重滞感。

得气是针刺疗效与预后的标准，使用手法需以得气为基础。针刺得气说明针后效果良好，若不得气，就未必能发挥疗效，或者说明预后差。如《灵枢·九针十二原》说："刺之要，气至而有效""气至而有效，效之信，若风吹云，明乎若见苍天"。

本难云针刺时再三引导仍不得气，说明经气已绝，病人为不治。因为针刺作为一种外治法，通过对穴位的刺激，可双向良性地调节经络气血、脏腑功能。当五脏衰竭、气血亏耗、经气已绝时，机体是不可能对针刺的刺激产生感应的，则无从达到治疗效果（神不使）。《灵枢·本神》也说"五者已伤，针不可治也"，即当五脏的精气和神气俱已耗伤时，针刺将不能发挥治疗作用。

当然，临床上具体问题应具体分析，有些体质虚弱、年老体衰的病人，机体反应性差，不易得气，在针刺时要加强"行针催气"和"留针候气"，促进得气，或可以选用灸法加以辅助，往往就能取得效果。

🔮 **复习思考题**

1. 针刺时如何左右手互相配合取得补泻效果？
2. 怎样理解"不得气"是为"不治"？

七十九难

【提要】

本难论母子迎随补泻法，并以"虚实得失"说明其针感特点。

【原文】

七十九难曰：经言迎而夺之[1]，安得无虚？随而济之[2]，安得无实？虚之与实，若得若失[3]；实之与虚，若有若无[4]。何谓也？

然：迎而夺之者，泻其子也；随而济之者，补其母也。假令心病，泻手心主俞，是谓迎而夺之者也；补手心主井，是谓随而济之者也。所谓实之与虚者，牢濡之意[5]也。气来实牢者为得，濡虚者为失，故曰若得若失也。

【注释】

[1] 迎而夺之：迎，逆，即逆经脉之气。夺，夺走、强取，即泻经气之实。

[2] 随而济之：随，顺，即顺经脉之气。济，援助、增益，即补经气之虚。

[3] 虚之与实，若得若失：得，得到（气），为实；失，失去（气），为虚。虚证用补法来补其不足，为若有所得；实证用泻法来泻其有余，为若有所失。

[4] 若有若无：气来为"有"，为实；气去为"无"，为虚。"虚之与实，若得若失"与"实之与虚，若有若无"为强调语气之同义复句。

[5] 牢濡之意：牢，紧实；濡，虚软。针刺得气时，气来凝聚，针下有紧实之感，为"牢"；经气散去时，针下有虚软之感，为"濡"。

【经文分析】

本难论母子迎随补泻法及"虚实得失"的针感特征。

1. 母子迎随补泻法

迎而夺之：泻其子（穴）。治经气实（虚其实）。

随而济之：补其母（穴）。治经气虚（实其虚）。

例如：心病，实证：泻手心主（手厥阴经）之输穴（大陵，属土）。

虚证：补手心主（手厥阴经）之井穴（中冲，属木）。

2. 经气得失虚实的针感特征

针刺时得气与否，补泻时经气的聚散（得失虚实），都有其针感特征。

气来牢实者为得：通过针刺诱导，经气聚集于针下，故持针者感到针下有牢实感，这就是得、有，可令经气实，收到补的效果。

气来濡虚者为失：得气后用泻的手法，使经气从针下散去，持针者感到针感由牢实变为虚软，这就是失、无，可令经气虚，收到泻的效果。

掌握上述特征，就可以正确实施补泻手法，获得预期效果。

【意义与发挥】

1. 本难意义

本难所言迎随补泻方法，与七十二难逆顺经气运行方向进针的迎随补泻不一样，本难为母子补泻法。即本经虚证，则虚者补其母，可在五输穴中取其母穴；本经实证，则实者泻其子，可在五输穴中取其子穴治疗。本难还描述了补虚泻实的针刺感应，对临床应用有指导意义。

2. 心病针刺手厥阴经而不刺手少阴的原因

本难承袭《内经》思想，认为心包代心受邪，因此，心经有病可刺心包经。如《灵枢·邪客》说："诸邪之在心者，皆在于心之包络""手少阴独无腧者"。现代针刺亦常以手厥阴经治心经病变。

复习思考题

1. 说明针刺取穴上的迎随补泻方法。

2. 针刺补泻时经气的得失虚实有何针感特征？

八十难

【提要】

本难论针刺时必须候气以进出针。

【原文】

八十难曰：经言有见如入，有见如出[1]者，何谓也？

然：所谓有见如入、有见如出者，谓左手见气来至，乃内针，针入见气尽，乃出针。是谓有见如入，有见如出也。

【注释】

[1] 有见如入，有见如出：见，此处指经气来去时的感觉。如，同"而"。入，纳针。出，出针。

【经文分析】

1. 本难论针刺时必须候气以进出针

有见如入，左手见气来乃纳针：先用左手压穴，待指下感到经气到来时将针刺入，与七十八难"其气之来如动脉之状"意思相同。即左手揾切穴位，指下有动脉搏动的感觉谓气来到，此时顺势将针刺入。

2. 针刺的出针时机必须根据得气感来决定

有见如出，针入见气尽乃出针：气尽谓邪气消除的意思。进针得气后，运用各种手法，达到祛除邪气的目的，然后出针。如七十九难言"濡虚者为失"，得气后用泻的手法，使经气从针下散去，持针者感到针感由牢实变为虚软，此时出针。

【意义与发挥】

1. 本难意义

本难讨论了候气和进针、出针的关系，目的是更好地调动经气，达到或补或泻的针刺治疗效果，本难强调了候气入、出针的重要性。

2. 临证应用

针刺的基本步骤包括进针、行针、出针，每个环节的正常操作是保证针感，并取得疗效的关键。《难经》非常重视通过左右手的配合完成针刺的整个过程。七十一难、七十八难及本难都强调了进针时押手辅助候气的作用，本难还强调了出针的时机要根据气感的变化来决定。这种以候气为主的进针、出针方法，一直为后世所重视，对现代针灸临床也有重要指导意义，对当今出现"扎针如插秧，拔针如拔草"的针刺状态，无疑是最好的更正和指导。

复习思考题

1. 针刺时如何根据经气的来去以确定进出针的时机？
2. 结合《内经》《难经》，谈谈你对候气进出针方法的理解。

八十一难

【提要】

本难告诫医者"无实实，无虚虚"，不要造成"损不足而益有余"的治疗错误。

【原文】

八十一难曰：经言无实实虚虚[1]，损不足而益有余，是寸口脉耶？将病自有虚实[2]耶？其损益[1]奈何？

然：是病，非谓寸口脉也，谓病自有虚实也。假令肝实而肺虚，肝者木也，肺者金也，金木当更相平，当知金平木。假令肺实而肝虚微少气，用针不补其肝，而反重实其肺，故曰实实虚虚，损不足而益有余。此者中工之所害也。

【注释】

［1］无实实虚虚：无，同毋。不要对实证再用补法，不要对虚证再用泻法。

［2］虚实：不是寸口脉的虚实，而是病证的虚实。（寸口脉的虚实只是病情的反映）

［3］损益：即补泻。

【经文分析】

1. 本难提出"无实实，无虚虚"的针刺治疗禁戒

实证用补法，虚证用泻法，就是实实虚虚，结果将损不足，益有余，令虚者更虚，实者更实，为治疗上的失误。为中工之所害，是平庸医生之所为。

例：肺金能克肝木，对于肝实肺虚证，当知金能平木，即使补肺亦不能太过，以免肺金过实克肝木；对于肺实肝虚证，若不补其肝，反实其肺，则犯实实虚虚之误。

2. 治病应遵循"无实实虚虚，损不足益有余"之戒

针刺必须辨清病情（脏腑之虚实、生克关系），恰当运用补泻方法。

【意义与发挥】

1. 本难意义

本难列举了肝实肺虚和肺实肝虚的治疗，告诫医者，应遵循"无实实虚虚，损不足益有余"之戒。

2. 补泻毋误

"实实虚虚，损不足益有余"为中工之害，《灵枢·邪气脏腑病形》特别指出"补泻反则病益笃"，这是对临床上违规治疗后出现不良后果的禁戒之言。清代名医郑钦安曾言："病之当服，附子、大黄、砒霜是至宝；病之不当服，参芪、鹿茸、枸杞皆是砒霜。"临床治疗，当审证求机、辨清虚实，当补则补，当泻则泻。"无实实，无虚虚"是《难经》提出的临床戒律，适合于针灸、中药等各种治疗方法，对临床有重要指导意义。

复习思考题

治病如何避免犯"实实虚虚"之诫？

学习参考书目

［1］南京中医学院．难经校释［M］．人民卫生出版社，1979．

［2］明·王惟一．难经集注［M］．人民卫生出版社，1956．

［3］元·滑寿．难经本义［M］．人民卫生出版社，1995．

［4］清·徐大椿．难经经释［M］．中国书店，1985．

［5］清·叶霖．难经正义［M］．上海科学技术出版社，1987．

［6］凌耀星．难经校注［M］．人民卫生出版社，1991．

［7］郭霭春．八十一难经集解［M］．天津科学技术出版社，1984．

［8］宋·李駉．黄帝八十一难经纂图句解［M］．人民卫生出版社，1997．

［9］清·黄元御．黄元御医书十一种［M］．人民卫生出版社，1990．